JN111141

「治らない」と言われても

あきらめないがん治療

いのちをつなぐセカンドオピニオン

腫瘍内科医
総合内科専門医
岡田直美

東京新聞

「治らない」と言われてもあきらめないがん治療

いのちをつなぐセカンドオピニオン

はじめに

「結局主治医と同じことしか言わないからね。受けても無駄」

「治らない説明ばかりされてもね」

がんの「セカンドオピニオン」にこういう感想を持つ患者さんが少なくありません。

確かに、一般にいわれるセカンドオピニオン、つまり「単に主治医以外の医師に、意見を求める」だけでは望んでいるような回答が返ってこないこともしばしばです。

でも、私がセカンドオピニオンを専門とした診療をしていて確実に言えることは、**治すことにこだわったセカンドオピニオン**には「**治らないと言われたがんを治す力がある**」ということです。

根治（完全に治ること）にこだわるセカンドオピニオンには2つの効用があります。

1つは**患者さんの心**の変化です。私が実施しているセカンドオピニオンでは治る糸口を見つけるためにしっかり準備し、治療の道筋をお話しします。がんと闘う味方として患者さんの気持ちを察しながら一緒に会話するうちに、患者さんに治るという希望が芽生え、表情がほぐれて明るくなっていくのがわかります。

もう1つの効用は、セカンドオピニオンの目的である「**治る治療の情報を得られる**」ということです。主治医と異なる視点で病状を診(み)ることで、より良い治療情報が得られる可能性があります。

◎「意見」を言わないセカンドオピニオン

治すことにこだわる「治るセカンドオピニオン」と担当医師の意見に留(とど)まる「通常のセカンドオピニオン」、その違いは何なのでしょう。それは、**「根治にこだわるセカンドオピニオン」**は、患者さんや主治医に**意見を言わない**ということです。私が開業したセカンドオピニオン専門のクリニックでは、情熱をこめて診療はするものの「私はこの治療がいいと思う」という意見は言わないようにしています。

その理由は2つあります。1つ目は、患者さんが求めているのがセカンドオピニオン医師の意見ではないことです。患者さんはご自身の気持ちや考え方を受け入れた、価値観に合う治療の情報を求めています。患者さんが望む治療でなければ患者さんの気持ちは動きません。

そしてもう1つは、セカンドオピニオン医師の意見を聞いたところで、客観性が担保されていなければ主治医の心が動かないからです。意見を聞いて仮に患者さんの気持ちが動いても、実際の治療をしてくださるのは主治医です。主治医が納得して、その治療をしてみようと行動変容してこそ、治る治療の第一歩が踏み出せるのです。**主役である患者さんの心が動き、主治医もセカンドオピニオンで提示された治療に納得、信用して実行に移す**。これが**結果にコミット（最重視）した「根治にこだわるセカンドオピニオン」**の本質です。

主観的な意見ではなく、**ロジック（理論）とエビデンス（証拠）に基づく客観的な情報**を提示して主治医に信用していただく——実効性のあるセカンドオピニオンには、意見を言わないということが大切なのです。

◎治るチャンスをつかむ

「根治にこだわるセカンドオピニオン」について語りましたが、この本の最大の目的は、1人でも多くの患者さんに、たとえ「治らない」と言われた患者さんであっても、**治るチャンスをつかんでいただく**ことです。この本を読んで治る治療の疑似体験をし、患者さんが「**私も本当は治るのではないか」と希望を持ち、主治医とともに行動を起こしてもらうこと**が目的です。

この「**主治医とともに**」ということがとても大切で、我流（がりゅう）で標準治療（診療ガイドラインに沿った科学的な裏付けに基づいた治療）以外の治療をすることはかえって予後（医療の経過）を悪化させる可能性が高く危険です。

２０１６年に前著『このまま死んでる場合じゃない！　がん生存率０％から「治ったわけ」「治せるわけ」』（講談社）を出版しました。共著者の善本考香（よしもととしか）さんは、出会った時、子宮頸（けい）がん術後３度目の再発で全身のリンパ節転移、肺転移の状態で、余命３カ月と言われていました。治療中も術後局所再発や骨盤内リンパ節転移・肝転移が出現し、本当に大変な治療でしたが、抗がん剤、手術、放射線療法、ＩＶＲ（局所療法）という４種類の治療を７カ月という短い期間に実施した結果、すべてのがんを消し去ることができました。

出版から8年、善本さんは再発もなくとっても元気です。彼女の言葉を借りると「ピンピン」しています。こうして、一緒にがんと闘い抜いた同志は**「治らないと言われたがんも治る」**ということの生き証人になってくれました。そして今では、患者さんのための「ＮＰＯ法人スマイルステーション」の理事長として情熱をもって活躍しています。彼女の語る治療の体験、自分も同じように治るのではないかと感じさせてくれる物語は、患者さんに希望を与え、セカンドオピニオンを受けるという行動を促すことで多くの患者さんの救命につながっています。

本書には、**「治らない」と言われる4つの病態、「転移」「播種（はしゅ）」「局所進行」「再発」の患者さんが治ったストーリー**を載せています。前著では女性のがんを中心に書きましたが、今回は加えて肺がん、大腸がん、膵臓（すいぞう）がん、胃がん、食道がんなどさまざまながん種24人の患者さんの治療経過をたどります。また、新しい治療法の中で、脳腫瘍、頭頸部がん、悪性黒色腫（メラノーマ）などの**希少がん**の患者さんも登場します。

症例ごとにその疾患の詳しい説明をしています。でも、できるだけ早く「**治る疑似体験**」をしてほしいので目次を見て関心のある症例を先に読んで、関心のあるがん以外の詳しい説明は後で読むという進め方でもいいと思います。

◎なぜ「治らない」と言われたがんが治るのか

ところで、なぜ「治らない」と言われたがんが治るのでしょう。

私が実施してきた治療法は決して奇をてらったものではありません。誰もが受けることができる「**標準治療**」をはじめ保険診療のみを用いることを基本としています。そして高度医療を実施している信頼度の高い医療機関の先生にお願いをして治療していただいています。公的に自費診療との混合診療が認められている「**先進医療**」（厚生労働省が定める「高度な医療技術」）も、根治確率が高いと判断した場合には選択肢になります。また、効果の見込める全身療法*がどうしてもない場合は治験*に頼ることもあります。このように、基本的に公的に安全性と効果が担保された治療法を用いています。誰もが受けられる治療を用いて、それらを統合し、「**使**

いこなし・使い切る」ことで治らないと言われたがんも治すことができるのです。

治せる理由は2つあります。

注釈＊全身療法：がんができている部位だけではなく、全身に対して行われる薬物療法などの治療。

注釈＊治験：「新しい薬や治療法」として承認するために必要な臨床試験。

①個別化医療

現在、患者さんのがんの遺伝子を調べるなど**個別化医療**は進んでいます。でもこれは「がん細胞の個別化」、つまり「病気の個別化」であって、「患者さんの個別化」ではありません。もちろん、対戦相手であるがんを知ることはとても大切です。ただ、それだけではがんという手強い相手は倒せません。同時に必要なことは**患者さんの身体の中で何が起こっているのか**をきちんと見極めることです。そして「本当に治らないのか？」という疑いをもって患者さんの病状を分析します。この病状把握が根治の肝になります。

この「**病状の個別化**」が私がしてきた「**患者さんの個別化**」です。こういう言葉を使うと難しい医療のようですが、実際に実施してきたことはとてもシンプルです。患者さんをしっかり診て、きちんと細かく医学的な見立てをし、日々進化するさまざまな治療の中から**ロジック（理**

論）に沿って適切な治療を選択し、適切なタイミングでその治療を実施するというものです。

東京慈恵会医科大学創立者の高木兼寛先生は、140年前に「病気を診ずして病人を診よ」という言葉を残しています。この言葉のように、〝病気〟（がんの種類と初診時の進行度）だけを診て治療選択をするのではなく、日々変化する〝病人〟（患者さんの病状）も診て治療を選択するのが本来の個別化医療の在り方です。100年以上前から言われてきたように「医師がすべき診療」をきちんと行うことで、根治や長期生存が望めるのです。

②集学的治療

複数の治療を組み合わせ、**治療をつないで治していく**のが「**集学的治療**」です。前述のように、患者さんの身体の中で何が起きているのかといった全体像をとらえた上で、さまざまな治療を最適な順番で投下していきます。治療はがんと闘うための「武器」です。ですから、治療法の性質（得意・不得意、どこまでできるか）を熟知した上で投下することが大切です。簡単そうですが、保険診療が充実したことで使える治療法の種類が増えたため、治療の組み合わせや順番が複雑化し、治療を「**統合**」し「**使いこなす**」「**使い切る**」**技術**が非常に重要になってきました。

このように、集学的治療はそれぞれの治療法についての高度な知識や経験を必要とする複雑な治療法です。しかも治療法は日進月歩なので、知識も経験も日々更新する努力や仕組みが必要です。でも、このような苦労も凌駕（りょうが）する魅力がこの集学的治療という治療法にはあります。それは、「集学的治療には**1つの治療では到底成し遂げられない治す力がある**」ということです。若いころからこの治療法に魅了され取り組んできたこともあり、集学的治療は私が最も得意とする治療法です。本書では、集学的治療で治った患者さんの実例を通じて治療法を紹介し、「**転移・播種・局所進行・再発**」のがん患者さんが集学的治療で治る過程を一緒に体験していただきます。

また、本書ではがんのこと、がん治療のこと、そしてがん治療におけるものの考え方や理論も示します。この本を読み終わった後、多くの読者が、「**治らない**」**と言われたがんが治ったこと**が決して偶然でも運がよかったということでもなく、**理にかなった必然**であって、多くの患者さんにも**同じようなチャンスがある**ということを理解していただけるかと思います。

◎現在のがん治療――標準治療の効用と課題

後半部分では、「最良の治療」として広く普及し、患者さんのほとんどが受けている**標準治

療について詳しく触れています。

前著の執筆から8年がたち、がんの治療も劇的に進歩しました。手術・化学療法（抗がん剤）・放射線療法の3大療法がパワーアップしただけでなく、免疫療法が第4の治療法として確固たる地位を獲得しました。免疫療法はそれまでインチキ呼ばわりされていたのがうそのようです。また、光免疫療法やウイルス療法など第5、第6の治療法となり得る新たな治療法が加わりました。そしてそれらが保険診療として誰もが受けられるようになり、標準治療もパワーアップしました。それにより標準治療だけで治る患者さんも増えてきています。

しかしながら、専門家がまとめた「診療ガイドライン」をバイブルとしている標準治療には、構造的な弱点があります。それは「**標準治療は1つだけとは限らない**」ということです。つまり、治療法の答えが1つではないので、治療選択によって結果に差が出てしまうのです。

主治医の専門によって標準治療が異なります。例えば主治医が外科医で手術可能と考えれば根治手術が標準治療、主治医が内科医で手術できないと考えれば延命目的の抗がん剤が標準治療になります。なぜならば、「ガイドライン」は指針であって、治療の方向性を示すにとどまり、最終的にどの治療法にするかは患者さんを身近に診ている主治医が決めるものだからです。でも、情報過多の時代にあって主治医が診療ガイドラインをすべて読み記憶して使いこなすことは不可能です。標準治療であっても主治医によって治ったり治らなかったりと結果に大きな違いが出てきます。主治医がガイドラインを把握しきれず、真の意味で最適治療にたどり着けない**主治医の限界**や、保険診療や標準治療としての「安全性と効果の確保」のために必要なエビデンスを得るための**タイムラグ**（時間的な遅れ）の問題などがあるのです。

これら標準治療の課題について、また主治医の限界を解決する一助となるセカンドオピニオンの役割や、ＡＩ／ＩＴ技術を活用した未来の医療についてお話ししたいと思います。

◎読者の皆さんへ

医師から「治らない」と言われたがん患者さんやご家族の皆さん、ぜひともこの本を読んで、「私のがんは本当に治らないのかな？」から「治るんじゃないかな」と意識を変え、勇気と希望をもって行動し、主治医とともに**治るチャンスをつかんでいただきたい**と思います。

再発の不安を抱えて過ごしている患者さんには、「再発でも早期発見・早期治療で治る」と安心していただき、**再発した際にも治るチャンスをつかんでほしい**です。

目次

はじめに　2
◎「意見」を言わないセカンドオピニオン　3
◎治るチャンスをつかむ　4
◎なぜ「治らない」と言われたがんが治るのか　6
◎現在のがん治療――標準治療の効用と課題　9
◎読者の皆さんへ　11

第1章　「治らない」と言われたがんをセカンドオピニオンで治す
◎大学病院でもお手上げだった術後照射後**再発がん**が治るまで　22
症例1　**食道がん　術後照射後再発**　22
◎セカンドオピニオンで複数の標準治療から「治る」治療を選択する　24
◎セカンドオピニオンのあるべき姿　25
◎集学的治療は巧みな治療のパス回し――セカンドオピニオンのコーディネーターとしての役割　26

第2章　根治を目指せ！　ゴールを見据（す）えたがんの「集学的治療」
◎ステージIV[4]のがんも克服！　そのカギは「集学的治療」　30
症例2　**手術不能肺腺がん**　30
◎胸膜播種とは　31

◎肺がん　胸膜播種が治るまで　32
◎集学的治療とは　34
◎難治性がんの筆頭、膵臓がん　36
◎難治性がんの個別化医療――相手を深く知って作戦を立てる　40
◎大逆転！　膵臓がん　1年生存率9・5％が1年後には……　42
症例3　**局所進行膵臓がん→多発肝転移**　42
コラム①　「いらない脳」――がんが怖い本質的な理由　51

第3章　医師の仕事は「見立て」と「さじ加減」

◎正確な「見立て」ががんを治す！　56
症例4　**大腸がん　腹膜播種　多発肝転移**　56
◎「見立て」とは　57
◎主治医の見立てで変わる標準治療　58
◎主治医の見立ての限界　60
症例5　**大腸がん　多発肝転移**　60
◎セカンドオピニオンも「見立て」と「さじ加減」　62
コラム②　自己中ながん細胞　64

◎証明されたオリゴメタ説（がんの少数転移説） 67
症例6 **子宮頸がん　再発5回　全身多発転移からの生還** 67
コラム③　がんに備える――「先進医療特約」付きがん保険 74

第4章「治らない」と言われる4つの病態――「転移」「播種」「局所進行」「再発」

◎なぜ治らないのか、なぜ治せるのか 78
◎「転移」のメカニズム 79
◎世界的権威に勝った?! 83
症例7 **オリゴメタ（少数転移）説で根治した直腸がん　多発肺転移18個** 83
◎「全部取り切れない」から治らない――腹膜播種のメカニズム 89
◎腹膜播種は本当に治らないのか？ 91
症例8 **術中温熱化学療法HIPECで「取り切れた」大腸がん　腹膜播種** 92
コラム④　胃のABCD検診：ピロリ菌による胃がん発症 93
◎胃がん　腹膜播種の集学的治療 96
症例9 **胃がん　腹膜播種** 96
コラム⑤　待ったなしのがん治療「混合診療禁止」のジレンマ 99
◎「胸膜播種」の完全制御――恩人となった患者さん 102
症例10 **膵臓がん　胸膜播種　がん性胸膜炎** 102

◎局所進行がんからの復活　107

症例11　集学的治療の治す力の実証——局所進行膵臓がんが治るまで　107

◎タイムマシン治療：がん治療のデロリアン　111
◎再発がんはなぜ治せないのか　113
◎食道がんで手術を選ぶわけ　115
◎ステージⅣ[4]再発　転移乳がんは粘るが勝ち　117
◎化学療法室で　118
◎内分泌療法（ホルモン療法）で粘る　119
◎HER2陽性乳がんは治療を「乗り換えながら」粘る　120
◎不屈の乳がん患者さん　121

症例12　トリプルネガティブ乳がん　ステージⅣ(1)　121

◎上手くいっている治療は変えちゃだめ！　122

症例13　トリプルネガティブ乳がん　ステージⅣ(2)　122

症例14　トリプルネガティブ乳がん　多発骨転移　124

症例15　乳がん　無数の肺転移でも根治　126

◎停戦という闘い方——抗がん剤だけでも長期奏功・長期生存　129

コラム⑥　心の絆を育む「がん患者サロン」　130

第5章　がんの4大治療

◎「手術」「放射線療法」「化学療法（抗がん剤）」「免疫療法」　134
◎「手術」の進化が半端ない　135
症例16　**肺がん　胸腔鏡手術**　135
症例17　**肺がん　ロボット手術**　137
◎根治のパワーを獲得した「**放射線療法**」　140
◎根治照射・再照射を可能にした「**ピンポイント照射**」「**IMRT**」（強度変調放射線治療）
◎見えないけれど切れ味の鋭い「**γナイフ**」　145
症例18　**大腸がんからの眼底転移**　145
◎難治性のがんも撃退「**重粒子線治療**」　148
◎正確だからパワー全開！「重粒子線治療」　151
◎寸止めが利く　152
コラム⑦　日本発の医療技術「重粒子線治療」を支える内助の功　155
◎「**化学療法**」——**細胞障害性抗がん剤**　156
◎代謝拮抗剤　156
◎タキサン系抗がん剤　158
◎細胞障害性抗がん剤の副作用　160
コラム⑧　**抗がん剤は怖くない**　163

◎「こんなに効くの?!」**分子標的薬**の衝撃　165

症例19　**肺がん　多発肺内転移**　166

コラム⑨　厚労省の粋な計らいが裏目に出てしまった「イレッサ」──薬害事件を乗り越えて　168

◎備え持つ治る力を利用する「**免疫療法**」　171

◎最悪のがんが薬で完治!　173

症例20　**悪性黒色腫（メラノーマ）**　173

◎長期に効果が持続する**免疫チェックポイント阻害剤**　175

◎がんは難敵、がんの微小環境　178

第6章　過不足ない理想の医療「IVR（局所療法）」

◎少ない薬（抗がん剤）で効果は絶大、「**動注化学療法**」　182

◎動注化学療法には根治させる力がある　182

症例21　**根治不能　巨大肺腺がん**　184

コラム⑩　集学的治療の肝は名医の先生方の気概　187

◎根治まで何度もできる**ラジオ波・マイクロ波焼灼術治療**　189

◎強力な助っ人、ラジオ波・マイクロ波焼灼術　190

第7章　革新的がん治療──2つのニューフェイス

◎蛍色の光でがんだけを破壊!「**光免疫療法（PIT）**」　194

症例22 食道胃接合部がん 食道狭窄からの生還 197
◎光免疫療法は女性的 198
◎体感した蛍色に輝く光の威力 200
症例23 咽頭喉頭がん 術後照射後再発 200
コラム⑪ 光免疫療法とSDGs（持続可能な開発目標） 201
◎どんながんも治せる「ウイルス療法」 202
◎あらゆる固形がんの治療選択肢になるポテンシャルがある 204
症例24 悪性膠芽腫（グリブラ） 204

第8章 標準治療の効用と限界——劇的に進化したがん治療の中で

◎治療の進化と「保険適用拡大」でパワーアップした「保険診療」 210
◎充実した標準治療——目を見張る3大治療のバージョンアップ 211
◎個別化医療の盟友「がんの遺伝子検査」 214
◎保険診療を使いこなせ！ 使い切れ！ 215
◎「標準治療」とは 216
◎診療ガイドラインとその課題 217
◎エビデンス形成の過程での課題 219
◎技術の差に基因する課題 222
◎エビデンスレベルが低くても「やった方がいい」治療がある！ 224

コラム⑫　拡大解釈が孕む危険性　226
◎標準治療を実施する主治医の限界――その見立てと知識　227
◎標準治療の弱点、タイムラグ　230
◎「治る」→「標準治療」、「治らない」→「セカンドオピニオン」　231
コラム⑬　「治らない」と言われた患者さんを「治す」には　232

第9章　セカンドオピニオン：「情報提供・コンサルテーション」という新しい医療
◎標準治療の限界を補完してがんを治す　238
◎セカンドオピニオンの目的と目標、そして使命　239
◎なぜセカンドオピニオンでがんを治せるのか――3つの理由　240

第10章　がん治療の未来――誰もが治る世界を目指して
◎AI／IT時代のがん治療　246
◎医療系AI／ITスタートアップ企業――「情報でがんを治す!」会社、社是は「ぶれない優しさ」　246
コラム⑭　ノーベル賞医師の共通点　250

おわりに　内科のブラックジャックを目指せ!　志を支えた恩師たちの教え　257
〈謝辞〉　265

第1章　「治らない」と言われたがんをセカンドオピニオンで治す

◎大学病院でもお手上げだった術後照射後再発がんが治るまで

症例1　食道がん　術後照射後再発

クリニックを訪れた食道がんの北島さん（仮名）は私と同い年の男性。Ｚｏｏｍに映し出された、痩せてしまった北島さんの姿を見ながら、同級生のような感覚でどうにかしたいと思いました。

北島さんはA大学病院で食道がんの根治手術をし、再発リスクが高いからと術後に放射線治療を受けましたが、残念ながら再発してしまいました。主治医からは、再手術をすれば根治は望めるものの食事や発声にもかなりの影響が出ると言われていました。北島さんは手術を決断することができず、私のもとを訪れた時は、全身化学療法（抗がん剤治療）が開始されていました。

まず最初に放射線の再照射を模索しました。しかし、術後に根治を狙ってしっかり放射線がかかっており、さらに根治するだけの放射線線量を照射してしまうと食道粘膜が耐えられません。無理して照射すれば食道に穴が開いて致死的な食道穿孔も起こしかねません。

このように、照射後再発では放射線の再照射もできないことが多いので再発後の治療は難しくなります。

北島さんの再発部位は、食道のみで、画像上それ以外の転移はありません。いっぽうで全身化学療法が効かなくなるのは時間の問題でした。幸いにも主治医の先生方はとても協力的で、動注療法（ＩＶＲ療法の一種。動脈注入療法・後述）を実施することができました。しかし残念ながら、動注は奏功したもの根治には至りませんでした。

ただ、ここであきらめるわけにはいきません。根治を目指して転院して、光免疫療法あるいはウイルス療法の治験に参加することにしました。腫瘍の深達度、進行度（ステージ）によってどちらになるかが決まります。できたら光免疫療法でと考えていましたが、状況は一転し、当初あきらめていた手術の方針となりました。受診先の消化器内科の先生が外科にも相談してくれていたのです。そして、手術を開始し切除不能であったら、治験に移行するという方針になりました。

幸いにも、手術は成功しました。転院先は日本で有数のがん専門病院で、食道がんでも優れた治療実績を出していました。「自分たちが最後の砦」という気概があったのでしょう、内科の先生方も外科の先生方も、とにかく再手術ができるように尽力してくれました。外科の先生方が、もし癒着が強くがんが取れなければ閉じて内科に戻すという方針としました。幸いにも病巣はきれいに剥がすことができて根治手術となりました。

こうして外科の先生方は再発手術の困難などもろともせず手術をし、ＱＯＬ（クオリティオブライフ＝生活の質）を落とすことなく根治に導いてくれました。

◎セカンドオピニオンで複数の標準治療から「治る」治療を選択する

このように再発後も手術は最強の治療です。しかし、再発後の治療、再手術については医師によって見解が異なります。

積極的な外科系医師は手術が最後の砦だと、どんなに困難であろうと手術に立ち向かいます。いっぽうで、同じ外科系医師であっても再発後はどんな病状でも「手術しない、抗がん剤だけです」という医師もいます。また、内科医の多くは「抗がん剤だけ」という判断をします。

これらの2つの全く異なる治療方針も、主治医の裁量権の範囲であって**どちらも標準治療**です。また、本来手術ができて根治が望める患者さんに、主治医が抗がん剤だけという判断をしたとしてもそれは誤診ではありません。

主治医はあまりにも忙しくて、すべての治療についてできるかできないか、そして効果と安全性を語ることはできません。また、患者さんのお話をゆっくり聞いて価値観に合わせた治療を選択する余裕もありません。

こういう時に、時間を十分にかけ**主治医の知識や経験を補完し、患者さんの価値観をじっくり聞いてアジャストする（ぴったりはめる）**セカンドオピニオンは大きな力を発揮します。

◎セカンドオピニオンのあるべき姿

北島さんのケースでは、最後に根治手術をしてくださった先生に目がいくと思います。でも、一番の功労者はA大学病院の主治医の先生です。この患者さんの根治の肝となったのは、主治医の先生（とそのチームの先生方）が私のセカンドオピニオン報告書（レポート）を読み、動注（抗がん剤の動脈注入・後述）という保険診療ではあるものの標準治療ではない治療を動注の先生に問い合わせまでして理解し、快く実施させてくださったことです。そしてその後の転院、手術についてもご快諾いただき根治につながりました。

主治医の先生方の心が動き、「知らなかった」「ぜひやってみよう」とその治療に**前向きに行動変容し、結果が伴う**ことが**セカンドオピニオンの本来あるべき姿**です。

主治医の心を動かす「**セカンドオピニオン報告書**」は、詳細な現状整理（実態）、病状把握（病状分析）、治療状況把握（治療経過分析）、今後の治療（候補）とその治療についてのエビデンス（証拠）、私の治療経験（事実のみ記載します）からなり、客観性を担保します。

患者さんには情熱をもってセカンドオピニオンをしますが、主治医には意見は述べず冷静に事実やロジック（理論）・エビデンスベースで報告します。主治医の先生を説得しなければならないような報告書には、ロジックあるいはエビデンスの提示が足りないのです。主治医の先生方は患者さんの味方です。ですから、主治医の先生方も腹落ちする治療法があれば行動に移してくれるものだと思います。

◎集学的治療は巧みな治療のパス回し

――セカンドオピニオンのコーディネーターとしての役割

北島さんは食事も摂れるようになって、本来の元気な北島さんに戻りました。とてもうれしそうにそのことを報告してくれました。その時の喜びは、今も鮮明に覚えています。患者さんが医師の私に元気や勇気を与えてくれたのです。

その後、なぜ病巣がきれいに剥がれたのかをもう一度考えてみました。

推測ですが、動注療法（ＩＶＲ）で病変（がん）部位が癒着のない部位にずれたのではないかと思います。癒着している部位の腫瘍は完全に制御できたものの、再発部位に隣接した部位に、動注から逃げるように病巣が進展する（広がる）ことがしばしばあります。このように強く癒着していた部分は動注で消えたものの、隣接した癒着が軽度な部位に残存していた可能性があります。もしそうだとすれば、動注の先生から外科の先生へとてもよいパスが渡され、外科の先生がゴールを決めたということになります。

もう少し細かく見ると、主治医の先生からセカンドオピニオン医師の私にパスされ、動注の先生にパスし、セカンドオピニオン医師である私に戻って来たパスを、消化器内科の先生にパスしました。消化器内科の先生は、自分で治験することなく外科の先生にパスを試みました。そして見事にゴールを飾ったのです。

こういう優れた先生方とのパス回しに参加できるのもセカンドオピニオンの魅力です。

セカンドオピニオンは、優れた先生方がぞんぶんに力を発揮するためのコーディネート機能で、患者さんの救命に貢献する医療なのです。

セカンドオピニオンについては改めて第9章で詳しくお話しします。

第2章　根治を目指せ！　ゴールを見据(す)えた「がんの集学的治療」

◎ステージⅣ[4]のがんも克服！　そのカギは「集学的治療」

症例2　手術不能肺腺がん

手術が始まってしばらくすると、家族待合室にいた石田さん（仮名）の奥さんが呼ばれました。執刀したのは某大学病院の胸部外科教授です。

術衣を身にまとった主治医は厳しい表情で、「開胸したところ、手術ができる状態ではなかったので、このまま閉じます」と言いました。

ドラマのワンシーンのようですが、実際にあったことです。

石田さんは、肺腺がんステージⅢA[3]（リンパ節転移はあるけれど切除可能）、根治可能という術前診断で、手術を受けました。しかし、石田さんの肺がんは胸膜播種をともなうステージⅣだったのです。

手術が終了してからしばらくして石田さんは麻酔から覚め、間もなく主治医から「手術ができなかった」と告げられました。

後日、主治医から今後の治療は抗がん剤だけであること、治らないこと、手術ができなかった理由が「胸膜播種」であることを説明されました。石田さんにしてみたら、治らないということで頭がいっぱいで、主治医の説明は上の空。突然出てきた「胸膜播種」という言葉は、石田さんの頭の中を通りすぎていっただけだったことでしょう。

◎胸膜播種とは

肺は胸腔（きょうくう）という箱の中に入っています。箱の内側と肺はともに「胸膜」という膜に覆（おお）われています。ラップを敷き詰めたお弁当箱に少量の水とラップに包まれたおにぎりが入っているような構造です。ラップが胸膜、お弁当箱が胸腔、おにぎりが肺、水が胸水にあたります。

肺の中にできた肺がんが大きくなって胸膜にまで進展し（広がって）、その胸膜を突き破って胸腔内にパラパラとがん細胞がこぼれ落ちます。胸腔内にはもともと20㎖程度の少量の胸水があり、そこに落ちたがん細胞はぷかぷか浮きながら胸腔内のさまざまなところにばらまかれるように広がっていきます。

胸膜播種のイメージはお風呂の浴槽の汚れです。私はお風呂洗いも嫌いではなくて、洗剤もブラシも使わず素手でゴシゴシこする派です。素手で浴槽をさわると浴槽の少しざらざらした感じが手に伝わってきます。このざらざらはお湯の中にぷかぷか浮いていた汚れが浴槽に付着したものです。それと同様に肺からこぼれ落ち胸水に浮かぶがん細胞は、胸腔内を覆っている胸膜に付着します。そしてそこに根を下ろし、増殖して、胸膜播種が形成されます。浴槽の汚れはごしごしこすれば取れますが、胸膜全体に広がりがっちり胸膜に根づいている胸膜播種病変は、胸膜全体を剥がさない限り取り除くことはできません。

◎肺がん　胸膜播種が治るまで

主治医の先生の「手術ができる状態ではなかった」という言葉は、手術ですべての病変（がん）を取り除くことができないということを言っていたのです。

その当時（今から10年ほど前）、播種や転移のある肺がん患者さんの場合、抗がん剤治療だけでは患者さんの半数は2年以内に亡くなっていました。

石田さんご本人もご家族も悲嘆にくれ、親しい友人であるM先生に相談しました。M先生から、私の友人のS先生に相談があり、そして私のもとに電話がかかってきました。

お話を聞きながら、ピンときました。「治せる」と。私には勝算がありました。かつて胸膜播種をコントロールした経験があったからです（１０２ページ参照）。

後日、石田さんが私の病院を訪れました。そして、私が治療戦略を作成し、実際の治療は胸部外科の先生にお願いしました。

最初の治療は、細胞障害性抗がん剤（156ページ参照）による全身化学療法です。その次に分子標的薬（166ページ参照）の全身化学療法。

この2種類の抗がん剤治療で、原発巣（最初にできた肺の腫瘍(しゅよう)）も順調に縮小しました。全身抗がん剤は副作用があり患者さんにとって大変な治療です。しかし、石田さんは縮小する画像を見て根治への手ごたえを感じていたのでしょうか、いつもにこやかで、副作用に対して泣き事を言うこともなく治療は予定通りに進みました。

そして、ついに手術の時を迎えました。

手術ができなかったあの時と同じように、手術室の前には成功を祈る奥さんの姿がありました。手術が開始され、前回奥さんが執刀医に呼ばれた時間になっても呼ばれることはありませんでした。ホッと胸をなでおろしながらも不安な時間が過ぎていきます。手術終了予定時刻に、奥さんはようやく執刀医のS医師に呼ばれました。

S医師から告げられたのは「開胸したところ」……。ここまでは前回の手術の時と同じ言葉です。しかし、それに続いたのは「播種病変は跡形もなく消えていました」といううれしいひとことでした。

播種病変はないものの、微小播種がある可能性があり、念のため予定通り4番目の治療法であるシスプラチン（抗がん剤）の胸腔内投与（胸腔内に直接抗がん剤を投与すること）が実施されました。

予後（余命）２年と言われた石田さんでしたが、２年後元気な姿を見せてくれました。Ｍ先生と趣味のゴルフを楽しんでいるとうれしそうです。

こうして、「全身化学療法だけです。治りません」と言われた石田さんは、４種類の治療法を組み合わせた「集学的治療」で根治したのです。

しばらくして、私は放射線医学総合研究所病院（放医研、現ＱＳＴ病院）への転勤が決まりました。再発することなく元気に通院されている石田さんにホッとしながら、別れの挨拶をすることができました。

◎集学的治療とは

「集学的治療」は複数の治療を組み合わせることで、１つの治療では得られないより良い予後（生存・ＱＯＬ＝生活の質）を目指す治療法です。１つの治療に頼らずさまざまな治療をバトンタッチしながらつないでいくことで、長期予後や根治が得られます。石田さんのケースで示したように、がんの治療にはさまざまな治療法があります。しかし、それぞれ一長一短（長所と短所）があって、できることとできないことがあります。

手術は病巣が限局している（そこだけにかたまっている）場合は最も信頼度の高い治療法ですが、広範囲に広がりがある病巣は苦手です。逆に全身化学療法は広い範囲に広がっている病巣に効果がありますが、多くの場合、すべてのがんを死滅させ排除するだけのパワーは持ち合わせていないという弱点があります。細胞障害性抗がん剤と分子標的薬についても、それぞれ得意と不得意があります。**それぞれの治療がお互いに得意と不得意を補いながら治療**することが「集学的治療」の本質です。

石田さんのケースでは、2つの抗がん剤で広範囲に広がる病巣をコントロールし、原発巣（最初にできた肺の腫瘍）を手術で切除しました。また、肉眼では胸膜播種が見えなくても顕微鏡で見ると播種が残っているかもしれないので、4つめの治療法として胸腔内投与が追加されています。胸腔内投与は胸腔内にしか効かないという弱点はあるものの、全身化学療法よりも高濃度の薬剤が一定時間作用するので、胸腔内にのみ病変がある場合には大きな力を発揮してくれます。

集学的治療は、治療の「チームプレイ」です。ラグビーでもサッカーでも、それぞれの持ち場（ポジション）を選手が担い、それぞれの選手が得意なところで力を発揮し、ボールをつなぎながらゴールにまで到達します。監督は、それぞれの選手の特性を知り、どうしたらゴールできるかを考えながら采配(さいはい)を振ります。それと同様に、集学的治療では、それぞれの治療の特性（できることとできないこと）を理解し「どの治療」を「どのタイミング」で実施するのかを、**「根治」という〝ゴール〟を見据えて**決めています。

監督に例えるのはおこがましいのですが、**私が最も得意とする**この**集学的治療**ではセカンドオピニオンとして**監督**の役割を果たします。スポーツでの監督と選手の関係と同じように、先生方をリスペクトしながら一緒に患者さんを治しています。

◎難治性がんの筆頭、膵臓(すいぞう)がん

「膵臓がんは何で怖いの？」、「なんで予後が悪いの？」

膵臓がんは固形がんの中で最も予後が悪く、「暗黒の腫瘍」といわれてきました。膵臓がんになった患者さんの数と、亡くなる患者さんの数が同じ、つまりほとんど助からないといわれた時期が長く続きました。

その後予後は改善傾向ではありますが、２０１３年の統計でも5年生存率は10%を下回り、現在でも手術することができたとしても5年生存率は10～30%といわれています。海外の大規模比較試験での5年生存率は15%程度です。

「なんで予後が悪いの?」

膵臓がんをよく勉強している人が答えます。

「膵臓は胃の裏側にあって症状が出にくいから」、「体の奥深くにあるから」

YouTubeで人気の医師がこのように説明しているのですから、そう答えますよね。

それでは、本当にそうなのでしょうか?

膵臓がんは「症状が出にくい」といいますが、膵臓のお隣にある肝臓の腫瘍、肝細胞がんや転移性肝腫瘍も症状が出ないことの方が多く、腫瘍が10㎝以上でも症状が出ないケースもまれではありません。膵臓のすぐそばにある肺の部分にできた肺がんも、症状が出ないまま大きくなってから検診で見つかるというのもよくあることです。そして例えば5㎝とか10㎝とか大きな肝細胞がんや肺腺がんであっても、転移がなければ手術や放射線療法などの根治治療の対象です。「体の奥にあるから」もそもそも論として、がんのほとんどが表面から触れるものではなく〝体の中〟、あるいは〝体の奥にある〟と言ってもいいのではないでしょうか。

それでは答えです。

「それは、**膵臓がたい焼きの串刺し**だから」です。

膵臓というと、通常はカエルの子の〝おたまじゃくし〟を例にします。膵臓はおたまじゃくしとよく似た形をしていて、膵頭部(すいとう)、膵体部(すいたい)、膵尾部(すいび)という言葉を使って部位を分けています。

大きさは、横に15～20㎝、縦に3～5㎝、厚みが2㎝程度です。

形はおたまじゃくしですが、膵臓がんになったときに身体の中で何が起きているのかを理解するには、実際は皮が薄くてあんこがぎっしりつまった「たい焼き」で例えた方がイメージがわくと思います。

膵臓がんの90％が膵管の内側の細胞（膵管上皮細胞）ががん化した「膵管がん」です。

膵臓は食べ物を消化する消化液を作って分泌する臓器です。膵臓でできた膵液は膵管という管の中を通って腸（十二指腸）に分泌されます。膵管は膵臓の真ん中、たい焼きのあんこの部分を走っていて、あんこの部分に腫瘍ができることになります。たい焼きの厚みは2㎝程度ですから、小さな腫瘍でもすぐにたい焼きの皮を突き破り外に出てきてしまいます。膵臓のお腹側（前方）は腹膜が被っています。背中側（後方）には神経と血管があります。腫瘍がお腹側の皮を破って外に顔を出すと、腹腔内にこぼれ落ちて腹膜にばらまかれて、腹膜播種が起こります。背中側（後方）に顔を出していくと神経に浸潤（しみ込んで広がること）して痛みの原因になるだけでなく、手術で取り切ることが難しくなります。

このように、予後が悪い理由の1つは、膵臓がたい焼きのように薄いため、腫瘍が小さい早い段階でも手術ができないほど進行してしまうからです。

予後が悪い2つ目の理由は、手術ができても再発する可能性が高いことです。

手術不能な膵臓がんの進行度（ステージ）は、膵内に限局し（膵臓の中だけにある）かつリンパ節に転移していないステージⅠ期と、腫瘍の一部が膵臓の外に出ているⅡ期とに分けています。Ⅱ期でも手術は可能ですが、Ⅰ期とⅡ期では予後が大きく変わります。

5年生存率はⅠ期では37・1％、Ⅱ期だと15・9％です。それだけでなく、Ⅰ期でも1㎝未満と1㎝以上では予後が大きく異なり、例えば有名ながん拠点病院での手術成績も5年生存率は1㎝未満では80％ですが、1㎝以上では50％まで低下します。他のがん、例えば胃がんのステージⅠ期の5年生存率は約95％です。通常のがんなら安心して治療ができるステージⅠ期であっても、膵臓がんでは再発リスク（再発する可能性）が高く安心できないことがわかります。

このこともたい焼きを思い浮かべれば理解できると思います。ビー玉は15㎜前後なので腫瘍（膵臓がん）をビー玉に例えてみましょう。たい焼きを作る時にビー玉をあんこの部分に置こうとしてもまん真中に置けるとは限りません。少し前側にずれたり後ろ側にずれたりしますよね。

ステージⅠ期の膵臓がんは2㎝以内で膵臓内に限局しているようでも、腫瘍（がん）はお腹側（前方）のかなり皮の近くにできていていることもあります。その場合は一部のがん細胞が腹膜を突き破ってすでに目に見えない微小な腹膜播種を起こしている可能性があります。同じように背中側（後方）の皮に近いところにできた場合も膵臓の外（背中側）に目に見えない微小な神経浸潤があり、手術で切除した際にわずかに残ってしまうことがあります。膵臓がんは増殖スピードが比較的速い悪性度の高い腫瘍ですので、少しでも残ってしまうと再発をしてきます。

このように膵臓がんの予後が不良なのは、「再発率が高い」からなのです。

◎難治性がんの個別化医療――相手を深く知って作戦を立てる

それでは、「たい焼きの串刺し」のお話しをしましょう。

膵臓はわずか70g前後の小さな臓器ですが2本の串が刺さっています。正確には串の上に膵臓が乗っている状態です。それでは、さかなの串刺しならぬ「たい焼きの串刺し」の「串」とはなんのことでしょう。それは、「**上腸間膜動脈**」と「**門脈**」のことです。

膵臓は厚み2㎝というペラペラの組織ですから、膵臓にがんができるとお隣を走っている動脈の根本にすぐに浸潤してしまいます。血管を川に例えると、血管壁という土手にがんが広く深く根を張ってしまうというイメージです。血管をぐるっと取り囲むようにがんは広がっていきます。そしてこの動脈に浸潤していると手術ができなくなってしまいます。

なぜ、手術ができないのでしょう。それは、「**上腸間膜動脈**」という名前が示す通り、この動脈が腸間膜の中を通って、小腸や大腸の半分に分布していて、これらの腸はこの動脈から栄養や酸素をもらっているからです。もし、腫瘍をすべて取り除こうとすると上腸間膜動脈を根元から切除しなければなりません。結果として小腸と大腸の半分を失います。小腸は栄養を吸収するのに欠かせない重要な臓器ですから、腫瘍と一緒に根こそぎ取ってしまうわけにはいきません。がんの治療において手術は根治を目指すための最も強力な武器ですから、それができないとなるとかなり苦しい闘いになります。

このように膵臓はペラペラだというだけでなく、大事な血管のそばにあるという位置の問題で、診断がついた段階で多くの患者さんが「進行がん」と診断され、手術できる患者さんはわずかに約20%になってしまうのです。これが膵臓がんの予後を悪くする3つ目の理由です。

もう1つの串は**門脈**です。上腸間膜静脈とたい焼きの背骨のように位置する脾静脈が膵頭部で合流して門脈になり肝臓へと流れていきます。膵臓がんのすぐそばを肝臓に向かう大河が流れているイメージです。がん細胞はすぐそばを流れている脾静脈や門脈の壁を突き破って血管（門脈）内に入り込み、門脈の流れに乗って肝臓に向かって流れていきます。静脈や門脈の壁は動脈の壁に比べて薄いのですぐに突き破られてしまいます。

こうして、膵臓がんが見つかった時にはすでに肝臓への転移が完成しステージⅣ[4]になっていたり、見えない微小肝転移が起きていて、術後再発をきたします。術後の再発率が高率であることの一端は肝臓への微小転移があります。このように早期から肝転移が起きやすいことが膵臓がんの予後が悪い4つ目の理由になります。

そして、「転移はないが血管浸潤がある」ステージⅢでは5年生存率が5・4％、「転移を認める」ステージⅣではわずか1・4％となってしまうのです。

このように、がんが体の中のどこにどんな状態でいるのかを予測すること、つまり相手とその布陣を理解することはとても重要です。相手を理解することで先手が打てるからです。

チームプレイである「集学的治療」においても、単に自分のチームのことだけでなく、相手のことを考え布陣を念頭に置きながら采配を振ることが大切なのです。

◎大逆転！　膵臓がん　1年生存率9・5％が1年後には……

症例3　局所進行膵臓がん→多発肝転移

「桜井さん（仮名）、診察室にお入りください」

しばらくして診察室に入ってきてゆっくり椅子に腰をかけた桜井さん。その表情は厳しく、憔悴（しょうすい）しきっていました。

無理もありません。膵臓がんと診断された桜井さんは、日本で有数のがん専門病院で「手術はできません」、「抗がん剤をしましょう」と言われていました。

ネットで検索してすぐに出てくる「(手術ができない)切除不能膵臓がんの予後」は「1年生存率9・5%」でした。この数字は桜井さんにとってあまりにも厳しい現実だったのです。2013年頃の膵臓がんの抗がん剤は、ジェムザール(ゲムシタビン)とTS-1(S-1)、そしてタルセバ(エルロチニブ)しかありませんでした。

前述したように膵臓がんは罹患数と死亡数がほぼ同数。つまり、膵臓の腫瘍は助かる患者さんがほとんどいない、まさに「暗黒の腫瘍」でした。

桜井さんに関しては、消化器内科のクリニックのM先生から数日前に相談がありました。数カ月前に心窩部(みぞおち)の痛みで来院し、内視鏡検査をしたところ逆流性食道炎の所見がありました。薬が処方され、その薬で一度改善したので食道炎としてしばらく様子をみることになりました。

でも、その後痛みは次第に強くなり、エコー検査の結果膵臓に腫瘍が見つかりました。膵臓は胃の背中側にあるため、多くの場合は胃の痛みのように感じてしまいます。

桜井さんにとって不運だったのは、食道炎が見つかり痛みの原因が「食道炎」で説明がついてしまったことです。そのために膵臓がんの発見が遅くなってしまいました。痛みがあったので膵臓がん初期とはいえないものの、より早くに見つけることができたかもしれません。桜井さんが憔悴していたのは、痛みを我慢してしまったことへの後悔もあったでしょう。

しかし、ここから桜井さんの逆転劇が始まります。

桜井さんのがんは大事な血管（上腸間膜動脈）の周りをぐるっと取り巻いていました。前述のように、がんをすべて切除しようとするとその血管ごと切り取らなければなりません。その血管は腸の多くの部分を養っているので、腫瘍（がん）を全部取ろうとしてこの血管を切ってしまうと、栄養が摂れなくなり生きていくことができません。

いっぽうで転移はなく、「局所進行膵臓がん」という病態でした。つまり、この部分のがんだけを治療すれば治るということになります。手術はできないけれど腫瘍はここだけなのだから、この部分だけの局所療法で治したい。そう考えて思いついたのが「**重粒子線治療**」でした。重粒子線治療はがん病巣に狙いを定めた照射ができるので、その分正常組織への影響が少なくてすみます。

桜井さんに「重粒子線治療」の提案をしました。説明をするにつれ、桜井さんの顔色が少しずつよくなっていくのがわかりました。厳しかった桜井さんの表情も緩み、次第に普通に会話できるように落ち着きを取り戻していきました。

実はこの時、私はまだ一人も重粒子線治療を実施したことがありませんでした。私にとって桜井さんは重粒子線治療の最初の患者さんです。M先生からのご相談の後に、放医研（旧放射線医学総合研究所　現QST病院）でPET*／CT*検査の責任者をしている同級生の吉川先生に電話をして相談しました。すぐに膵臓がんの責任者の山田滋（やまだしげる）先生（現QST病院長）とお話しすることができました。山田先生の「治してあげたい」という気持ちや情熱が伝わってきて、これはいけると手ごたえを感じながら電話をきりました。

注釈＊PET検査：がんの有無や広がり、他臓器への転移がないかを調べたり、治療中の効果を判定したり、治療後の再発がないかを確認する精密検査。

注釈＊CT検査：エックス線を用いて人体の輪切り画像を撮影する検査。

桜井さんが私の病院を初診で訪れたのは月曜日でした。「山田先生が外来日ではないが明日の火曜日に診（み）てくださるようですよ」、「すぐに治療をしていただけるみたいです」というお話をするにつれ、桜井さんの目が輝きだしました。

この時の光景と私自身うれしかったことを今でも鮮明に覚えています。患者さんにとって治る希望がどれだけ大切なのかを教えてくれる出来事でした。

桜井さんの重粒子線治療は間もなく始まりました。ジェムザール（ゲムシタビン）併用で実施されましたが、発熱を伴う全身の薬疹（発疹）が出てジェムザールは途中で中止になりました。それでも、腫瘍マーカー（CA19－9）は順調に低下して治療開始時1000u／㎖を超えていた腫瘍マーカーが治療終了後1カ月の時点では100u／㎖を切りました。その頃には桜井さんもすっかり朗らかになり、診察室では打ち解けていろいろなお話ができるようになりました。

しかし、がんは手強いもので、「そうは簡単にいかないよ」とばかりに、暗雲が再び立ち込めてきました。腫瘍マーカーは当初順調に低下していましたが、正常値の37U／㎖までは低下することなく50U／㎖前後で下げ止まりました。本来なら37U／㎖どころか20U／㎖を切ってもいいはずです。気になって造影CTを撮ったところ、肝臓に3㎜から16㎜の7つの転移がみつかりました。重粒子線治療終了後2カ月のことです。

予想はしていたもののやはりがっかりしました。本当の意味でのステージⅣになってしまい、「抗がん剤だけです」の世界に逆戻りです。しかもわずか2カ月で見えなかったがんが16㎜まで成長。すごい増殖スピードです。CTを見て頭を抱えてしまいました。

でも、次の瞬間、別の考え方が頭をよぎりました。

「すごい増殖スピードなのに7つだけ」。もしかして、「これだけかもしれない」。そう思うと急に希望が湧いてきました。「主治医の私が勝手にあきらめてはいけない。治る可能性を信じよう！」と、新たな気持ちで、早速「**治るための治療戦略**」を作成し、治療を開始することにしました。

桜井さんにはCTを見せながら、転移があっという間にでてきてしまったことをお話ししました。ステージⅣ、抗がん剤だけの状態の逆戻りしたことを桜井さんなりに理解したと思います。でも、この時に桜井さんには、初診時のような悲壮感はありませんでした。静かにお話を聞いてくださる桜井さんに、「治るための治療戦略」をお話ししました。そして、桜井さんもチャレンジすることをすぐに快諾してくれました。

主人公である患者さんと参謀である主治医が一緒に、一体となってがんと闘う――標準治療ではない治療戦略をもってがんに挑むその勇気を、お互いの信頼感が与えてくれました。

最初に実施したのは、全身化学療法です。ジェムザールを開始しました。ステージⅣの標準治療と同じなの？　と意外に思ったかもしれません。肝臓転移は「7個だけかもしれない」、でも、「肝臓全体にたくさんあるかもしれない」。その両方の可能性があります。手術の前、あるいは術後に微小転移が「あるかもしれない」という理由で化学療法を実施するのと同じ考え方です。

しかし、桜井さんは最初のジェムザール投与では、中止するほどの薬疹の症状が出ました。通常では再投与はしないところです。薬疹は、特に再投与の場合は時に重篤化して致命的になることもある副作用（有害事象）で、決して甘く見ていいものではありません。ですから、このようなケースではほとんどの医師が、中止歴のあるものを治療選択肢から外してしまいます。

しかし、その当時膵臓がんの抗がん剤は事実上ジェムザールとTS-1しか使えませんでした。たった2つしか使える抗がん剤がない中で、薬疹があるからといって捨てることはできません。

ステロイド剤を使い、様子をみながらジェムザールを投与することに決めました。そして、ステロイド剤を過不足なく使い薬疹をコントロールすることで、通常量のジェムザールを投与することができたのです。

ではなぜ、このジェムザール再チャレンジができたのでしょうか？

それは私が最初から腫瘍内科医ではなく、呼吸器内科でがん以外のさまざまな良性疾患、難病の治療でステロイドの微調整に慣れていたからです。呼吸器内科で入院する患者さんの多くが、喘息や間質性肺炎などステロイドの微調整がカギとなるような疾患です。どのような病状ならどの程度の量のステロイドでコントロールでき、そしてそのステロイド量では短期間でどのような副作用があるのか、また長期間では何が起きるのかを体感しています。薬疹についてもステロイドを「過不足なく使用」してきた経験があったからこそ、桜井さんに躊躇することなくジェムザールを再投与することができたのです。

このように頑張って使ったジェムザールですが、残念ながら全身療法ではあまり奏功しませんでした（成果があがらなかった）でした。大きくはならないものの小さくなるほどのパワーはありませんでした。しかし幸いにも腫瘍は7個のままで新出病変はありませんでした。気を取り直して現状を再度見直すことにしました。

次に転移には一般的でありませんが、「**肝動注（動注化学療法）**」を実施することにしました。肝臓までカテーテルを挿入して濃い抗がん剤を肝臓に投与するというものです。この治療は私が勤務していた東京共済病院では実施できなかったため、動注の専門クリニックのS先生にお願いをしました。桜井さんには、飛行機で移動するような遠距離にあるS先生のクリニックで治療を受けていただきました。

「動注化学療法」については、第6章（182ページ参照）で詳しくお話しさせていただきます。

肝動注後の造影CTを桜井さんと一緒に見ました。7個の転移がすべて消えていました。うれしくて、ゆっくり説明をしながら桜井さんと一緒に喜びを分かち合いました。遠方までかけて治療した甲斐がありました。

こうなってくると欲がでてきます。あの７個の転移がまだ残っているのなら今のうちに焼いてしまおうという思いがでてきました。

今度は都内の病院です。日本どころか世界中で名前が知れ渡っている「**ラジオ波焼灼療法**」（１９０ページ参照）の名医中の名医、椎名秀一朗先生に診ていただきました。

造影ＣＴでは全部消えていた肝転移ですが、造影エコーでは３つ残っていました。その３つをラジオ波で焼灼し、残存病変は０になりました。

桜井さんは１年生存率９・５％の高いハードルをクリアしたどころか、１年後を残存病変０で迎えたのです。

振り返ると桜井さんの膵臓がんの治療は、戦国時代の闘いのようでした。非常に手強い敵である膵臓がんを深く理解していたつもりでも、息をひそめていた肝臓の微小転移が姿を現し一時は苦しい戦況になりました。しかし改めて相手の布陣（転移、進展度合い）を予測して戦略をたて、その時の戦況（病状）に応じて最適な武器（治療）を投下して、ようやく難敵の膵臓がんを抑え込むことができたのでした。

コラム①　「いらない脳」――がんが怖い本質的な理由

以前私が勤務していたF病院の結核病棟で、私のつぶやきに同僚が応えてくれました。

岡田「この患者さん、脳に2㎝もある結核結節（結核菌の感染により形成されるしこり）があるのになんで全然症状が出なかったのかな？」

同僚「いらない脳があるんだよ」

思いがけない答えが返ってきました。さらに説明を求めるとつい先日に起きた出来事を話してくれました。

F病院の脳神経外科医安部先生（仮名）は強烈な頭痛に襲われ、F病院の救急外来を受診しました。安部先生を乗せたストレッチャーは慌ただしくMRI室に運ばれ、検査がすぐに行われました。しかし、その間に安部先生の意識は遠のいていったのです。

病名は、クモ膜下出血。

クモ膜下出血は脳の表面にある血管の動脈瘤が破裂して、一気に頭蓋内のクモ膜下腔に血液が充満する病気です。お餅を焼くと、ぷわーっと膨らんで薄くなった部分ができますね。それと同じように、動脈の一部が膨らんでできたものが動脈瘤。動脈瘤は膨らんだお餅と同じような構造で壁が薄いので、とてもはじけやすい状態にあり、そこが決壊した状態が動脈瘤破裂です。

意識を失った安部先生の脳は、大量に噴出した血液の塊で圧迫され、このままでは頭蓋内の圧が高まって脳が頭蓋骨の外に押し出され、脳ヘルニアを起こしてしまいます。脳ヘルニアを起こすと生命の維持を司る「脳幹」が圧迫され、致命的な状況になりかねません。救命は時間との勝負。1分1秒を争う緊迫した空気の中、脳神経部長のB先生執刀により緊急手術が始まりました。

頭蓋骨を丸く切って穴を作り、そこから血腫（血の塊）を取り除きます。バイタル（「脈拍（心拍）」「呼吸」「血圧」「体温」の4つを指します）も安定し、手術は順調に進み、血腫除去術は無事に終了しました。後は、頭蓋骨の穴に外しておいた骨で蓋をして傷を閉じるだけです。

しかし、ホッとしたのもつかの間、そこで問題が起こりました。蓋を閉じることができないのです。

脳がパンパンに腫れてしまっていて、穴の部分の脳が膨らんで骨の蓋を閉じることができません。かといって閉じずに脳が露出した状態では、感染を起こして脳炎で命を落としかねません。

少し考えた後、B先生は苦渋の決断をし、安部先生の奥さんを呼びました。安部先生の奥さんも医師です。

そこでB先生はある提案をしました。

「右の側頭葉の一部を切除します」

7割の人が右の側頭葉のある部分はあまり脳として機能していないことを説明し、奥さんに選択をゆだねました。

究極の選択です。奥さんにとってだけでなく、B先生にとっても、信頼する優秀な部下の人生がかかっています。この究極の選択を自らにも課すB先生の気概を感じ取ったのでしょうか、奥さんは、7：3の確率にかけて、側頭葉の切除を選択しました。

その数週間後、F病院の廊下を歩いていると、遠くから安部先生が歩いてくるのが見えました。

「7：3の勝負に勝った！」

うれしくなって、私は安部先生にかけよりました。

パソコン大好き医師の安部先生が微笑みながらおっしゃった言葉。それは「32ビットが8ビットになっちゃったよ」でした。冗談を交えながら言葉を交わしてから、少し不自由なところはあるもののお元気そうに歩いていかれました。

「治すためには脳まで切っちゃうの？」

そんな体験をしてしまうと、がん治療のあきらめの早さはなんなのだろうとつい思ってしまいます。

「ステージⅣ」「抗がん剤だけです」「治りません」の3つの言葉がセット。良性疾患に比べて「救命」の概念が希薄だということが悪性疾患（がん）の最も怖いところなのかもしれません。

こうした悪性疾患の世界にいても、今後も**「救命」**にこだわり、しつこく**「治せる理由」**を追究していこうと思っています。

第3章　医師の仕事は「見立て」と「さじ加減」

◎正確な「見立て」ががんを治す！

症例4　大腸がん　腹膜播種　多発肝転移

「岡田先生の見立て通りでしたね」

T大学病院の手術室。術者の肝胆膵外科医のS先生の言葉にホッとしました。

患者さんの穴井さん（仮名）は小学生のお子さんのママ。この手術の1年前にがんの専門病院で、大腸がん多発肝転移・卵巣転移に対して根治手術を予定していました。しかし、腹膜播種が術中に見つかり、播種と肝転移はそのままに、手術は原発巣と卵巣転移の切除で終了してしまいました。その後抗がん剤治療をしてきましたが、残りの多発肝転移と腹膜播種の切除、つまり根治手術をS先生にお願いしたのです。

S先生の「岡田先生の見立て通りでしたね」というのは、腹膜播種についての見立てです。私の見立ては、「播種は右横隔膜下と左横隔膜下の中央部のみ」というものでした。

S先生は、腹腔鏡で確認し、播種がその部位に限局（その範囲内に限られていること）していたら播種病巣と肝転移病巣すべてを切除する開腹手術に移行する予定を立ててくださいました。私が見学のために手洗い（術者と同様の衛生処置）をして手術室に入室したのは肝転移の手術の最中。促されるままにお腹（腹膜）を触ると、つるつるとしたとても滑らかな感触が手に伝わってきます。播種があれば少なからず凸凹（でこぼこ）ができ、ざらざらとした触感が伝わってくるはず。でも、指先に伝わってくるのはこれまで体験したことのない美しいと感じるすべすべ感。この感触は播種がないことを実感、確信させてくれました。そして、私の中に安堵（あんど）と喜びをもたらしてくれました。

見学は1時間あまり。しかし、肝転移は15個。朝9時に始まった手術は夜中の0時までかかって終了しました。終了時間を聞いた時、患者さんはもちろん先生方の頑張りに頭が下がりました。チーム一丸となって1つ1つ丁寧に肝転移病巣を切除していく先生方の姿が目に浮かびます。どんなに時間がかかっても患者さんを治すために真摯（しんし）に取り組む先生方に、改めて感謝の気持ちと畏敬（いけい）の念を抱きました。

◎「見立て」とは

「見立て」とはなんでしょうか。広辞苑では「病気を診断する」ことと出ていますが、しかしS先生の言っていた見立てというのは「**病状**を診断する」ということです。「病状」とは病気の〝状態〟であって、病気の〝診断〟ではないところがポイントです。

「腹膜播種」は、〝病気の診断〟。「播種は、右の横隔膜と左の横隔膜の中央よりのみに存在し、限局している」が、〝病状診断〟です。「多発肝転移」は〝病気の診断〟で、「根治切除可能な肝転移」は〝病状診断〟です。多くの場合、「診断」とは「病気の診断」を指します。

診断には、病気の診断と、見立てである病状の診断があるというけれど、それを分ける意味があるの？　と思うかもしれません。答えは「Ｙｅｓ」です。病気の診断とともに、実際の治療には「病状診断」が不可欠です。

例えば膵臓がんを見ても、「切除可能膵がん」とか、「ボーダーライン膵がん」という診断があります。膵臓がんが病気の診断であって、「切除可能」とか「ボーダーライン（切除できるかどうかの判断が難しい状態）」といった、「病状診断」を治療に際して取り入れています。

◎主治医の見立てで変わる標準治療

穴井さんは「腹膜播種」という病気の診断で、根治手術という選択肢がいったんはなくなりました。しかし、「限局した腹膜播種」という病状診断（見立て）によって根治手術が可能になりました。標準治療（大腸がん診療ガイドライン）の中では、多発肝転移に対する手術は以下のように記載されています。

○ステージⅣ[4]大腸がんでは以下のいずれかの同時性遠隔転移を伴う。→肝転移、肺転移、腹膜転移、遠隔（領域外）リンパ節転移、その他の転移（骨、脳、副腎など）。

○遠隔転移巣ならびに原発巣がともに切除可能な場合には、原発巣の根治切除を行うとともに遠隔転移巣の切除を考慮する。

穴井さんの場合は、肝転移と腹膜転移という病気の診断があります。そういう場合でも、大腸がん診療ガイドラインは手術を検討してもよいと言っています。これがガイドラインの記述であって、標準治療です。

でも実際の治療では、具体的な問題として、肝転移15個、腹膜播種は両方とも根治切除が可能なのかという疑問がでてきます。ガイドラインだけではどの治療がベストなのかには到達できません。

しかし、これはガイドラインの在り方としては正しいものです。ガイドラインは「指針」であって、大まかな道筋を示すにとどまり、治療判断は実際に診療を行い病状を把握している主治医の裁量に任せるというのが望ましい姿です。

このような構造なので、標準治療も主治医の見立てによって治療が変わってきます。穴井さんの場合、原発巣の手術をした医師の見立ては「腹膜播種は完全切除できない」というものであり、私とS先生の見立ては「完全切除できる」というものでした（正確には、私の見立てでは「〝S先生のチームなら〟完全切除できる」でした）。

◎主治医の見立ての限界

症例5　大腸がん　多発肝転移

穴井さんが大腸がん多発肝転移を発症してから1年が過ぎた頃に、同年代の小島さん（仮名）も大腸がん多発肝転移を発症しました。小島さんは4歳の娘さんのパパです。

小島さんも穴井さん同様に、病気が見つかった時は肝臓全体に転移が広がっていましたが、穴井さん同様に抗がん剤がよく効いて12個になっていました。

小島さんの主治医は大学病院の消化器外科の医師で、原発巣はとてもきれいに切除してくださいました。最後まで再発なく、大腸外科医としてはとても優秀な先生です。しかし、大腸外科の先生の専門からは少し外れるため、肝転移についての知識は肝胆膵外科の先生ほどは持ち合わせていませんでした。小島さんの主治医は「肝転移は手術はできない」という見立てで、抗がん剤を継続しました。

小島さんが私のクリニックを訪れた時には、抗がん剤が効かなくなり、腫瘍は肝臓全体に広がって黄疸が出ていました。黄疸は肝不全の時の1つの症状です。黄疸が出ると、一般的には予後は1カ月です。肝動注以外にこの状況を乗り越えることはできないため、主治医の外科の先生にご相談の上、肝動注を実施してもらえそうな近くの医療機関に転院していただきました。しかし、黄疸があるからと肝動注はできませんでした。小島さんから、「看護師から1時間以上あきらめなさいと説教された。本当に嫌だった」と聞き、やるせない気持ちでいっぱいになりました。

このままで年が越せるのか、年末年始の医療体制で大丈夫なのかとても心配な状態です。肝臓が一番の問題ですから肝動注がいいのですが。肝臓に負担をかけない薬剤での肝動注であっても、目に見える黄疸が出ている患者さんに実施してもらえる医療機関はありませんでした。

肝動注の第一人者、久留米中央病院院長の板野哲先生に事情をお話して治療のお願いをしたところ快諾していただき、年内に肝動注を実施することができました。その甲斐あって、黄疸の指標である総ビリルビン値は1㎎／dℓと正常化しました。年末年始はご家族とともに「大好きなエビフライを食べられた」と喜んでくれて、とてもうれしかったです。

こういう患者さんの喜びが私たち医師の喜びで、つらいことがあっても、それを糧(かて)に頑張れるものです。顔色が戻った穴井さんの笑顔を見ながら、医師の原動力は患者さんの笑顔にあると改めて思いました。

ただ残念ながら肝動注の効果も限定的でした。悲しくて悔しい結果ではありましたが、「予後1カ月だからあきらめなさい」の状態から9カ月まで予後を延ばすことができ、小島さんはこんな言葉を残してくださいました。

「**（希望が持てる）受けたい治療を受けることができて幸せです**」

この言葉は、「大好きなエビフライを食べられた」とうれしそうにお話しする小島さんの笑顔とともに、ずっと私の心の中で生きています。セカンドオピニオンという新しい医療への挑戦は困難だらけですが、そんな時に私を鼓舞(こぶ)してくれる患者さんからの**宝物の言葉**です。

根治を追求することとともに、**患者さんが受けたい治療・納得のいく治療を受けられるようにサポートする**こともセカンドオピニオンの大きな役割だと実感させられました。

◎セカンドオピニオンも「見立て」と「さじ加減」

「**正確な見立て**」は、前に述べた通り、患者さんの身体の中で何が起きていて、腫瘍の場合はどのように腫瘍が広がっているのかを見極め、「治療ができるかどうか、その治療で治せるのか」という**病状診断**です。

「正確な見立て」は、一種の**予測能力**です。例えば腹膜播種はあるけれど腹腔内全体ではないと予測したり、逆に一見転移がないようでも、転移が潜んでいるかもしれないからと補助化学療法を強く勧めることもあります。

このような**予測は知識と経験、理論があってこそできるもの**です。実際にその治療を実施し（治療をお願いし共有し）**治療や経験の蓄積をし、そして基礎医学の素養や最新の論文からの知識が加わって初めて、病状把握のための深い洞察ができる**ようになります。

1人1人の患者さんをしっかり観察し、長年の臨床経験を基に得たノウハウ、論文等から得た深く新しい知識やエビデンスを駆使して治療を使いこなすことができ、治らないとされた患者さんに対しても「根治を目指した治療に結び付く正確な見立て」ができるようになるのです。

それでは「さじ加減」とは何でしょう。それは、それぞれの治療についてその原理や作用機序（どのような働きでがんをやっつけるのか）を深く知った上で、それぞれの治療がどこまで治せるか、どんな副作用があるかなどの治療の評価（効果・効用と限界）をし、「**過不足ない治療**」をすることです。

「**正確な見立て**」と「**過不足ない治療のためのさじ加減**」。この2つがかみ合って初めて**セカ**

ンドオピニオンに「治す力」が宿るのです。

コラム②　自己中ながん細胞

まだ私が研修医時代のお話です。

ここは千葉大学医学部付属病院最上階の10階にある第2内科病棟。

ある朝、主治医である同僚研修医がささやいた言葉が一気に私たち研修医のあいだに広がりました。

「サト子ちゃん（仮名）が危ない」

この患者さんは私たちと同世代のとてもかわいい女性で、研修医の間でも人気があり、「サト子ちゃん」と呼ばれていました。病棟で開かれたささやかなクリスマスパーティーで一緒にケーキを食べている時に、「先生はどんな人が好きなの？」と急に聞かれ、どぎまぎして赤面していたのはほんの2週間前。その時の光景を思い出しながら急に悲しい気持ちに包まれました。

抗がん剤で落ち着いていた白血病が急性転化し、白血球数は毎日2万、4万、10万と急激に増加しました。この増えた白血球はすべてがん化した白血球細胞で、本来白血球が持つような免疫機能を持たず、しかも正常白血球の産生が邪魔されるためにサト子ちゃんの免疫機能は一気に低下しました。

そして、サト子ちゃんは間もなく肺炎で亡くなりました。わずか24歳でした。

サト子ちゃんの体で何が起きていたのでしょうか。そして「がん」とはどんなものなのでしょうか。

がんは遺伝子の病気です。遺伝子の異常がもとで、増殖などに関わる異常なタンパク質が産生(さんせい)されて、がんは自らをどんどん増やして人を死に追いやる性質を獲得します。

もともと風邪のウイルスだったコロナウイルスが、遺伝子上の変異（異常）をきたして、新型コロナウイルスとして人を重症化させる性質を獲得したのに似ています。

サト子ちゃんの場合は、「血液のがん」といわれる白血病でした。白血病は白血球の遺伝子に異常をきたして、白血球の機能である免疫能力を持たないポンコツ白血球がどんどん増えてしまう病気です。赤い赤血球が多く含まれるので本来血液は赤いものですが、サト子ちゃんのようにポンコツ白血球が通常の5倍、10倍と増加すると血液は白っぽくなります。白血病の名前の由来です。

「サト子ちゃんが危ない！」と言ったのは、これまで血液の中に出てこなかった白血病細胞が急激に倍々に増えてくるのを見てのことでした。これが「がん」というものです。増殖が止まらないのです。

「がん」の本質的な性質は「**増殖をコントロールできない**こと」。そして「**無限増殖する**こと」です。

サト子ちゃんをむしばみ、死んでしまうまで、サト子ちゃんにお構いなくがん細胞は増え続けました。自己中心的に自分さえよければいいとどんどん増える本当に憎たらしい〝悪いやつ〟です。だから「がん」は、専門用語で「悪性腫瘍」といわれるのです。

白血病といえば、水泳の池江璃花子（いけえりかこ）さんが急性リンパ性白血病から回復し、２０２１年の東京オリンピックに出場したことが記憶に新しいと思います。サト子ちゃんの白血病が池江さんと同じ型だったのか記憶になく、また、同じ型でも悪性度が異なるので一概にはいえませんが、「サト子ちゃんも今だったら治ったのかな」と思います。

あの頃なくて、今あるもの。骨髄移植、骨髄幹細胞移植、それらを実現させる白血球を増やす薬、優れた吐き気止め、感染症の薬、無菌室。今振り返るとあの頃はないない尽くしでした。

記憶の中のサト子ちゃんは20代のかわいらしい姿そのままですが、もしあの時、現在のような体制が整っていたら、一緒に年を重ねて、どこかでランチをしながら懐かしい日々の話をしていたのかなと、ふと思うのです。

◎証明されたオリゴメタ説（がんの少数転移説）

症例6　子宮頸がん　再発5回　全身多発転移からの生還

私の最初の著書の中で、共著者である善本考香さんが子宮頸がんのステージⅣから5回の再発を繰り返しながらもさまざまな治療に耐え、「残存病変0」になったことをお伝えしました。

善本さんの治療が終了したのは2013年12月です。

本を出版したのはそれから3年後です。善本さんが治療を終えてから広島の主治医の先生にお会いしたら、「実はあの時は言えなかったけれど余命3カ月だったんだよ」と言われたと、その時に話してくれました。ニコニコしながら少しいたずらっぽく話す善本さんの中に、がんとの闘いに勝った確信を感じました。

「根治したと言えるのは、最終の治療から5年じゃないの？」と言われたらまさにその通りです。本を出した時点では、「根治した」とは言えず、「残存病変0」としか言えませんでした。

それでは今はどうでしょう。**「根治しました」**と、堂々と言うことができます。治療終了から10年。再発もなく、元気に活動しています。もう「治った」と言い切っても咎められることはないでしょう。

それではなぜ、治ったのでしょう。治せた理由はなんでしょう。

ひとことで言うと、「**前提を変えた**」からです。全身転移なのだから体中に病変があるという従来の「全身転移説」ではなく、多数転移があっても病変は見えている部位のみという「**オリゴメタ説（がんの少数転移説）**」を採用したからです。

それでは最初からオリゴメタ説を意識した治療を開始したのでしょうか？　そうではありません。それは、婦人科がん治療の師匠であり、善本さんをご紹介くださった清水敬生先生のひとことから始まります。清水先生はがん研（癌研究会付属病院）などで活躍され大学教授のお誘いも来たほどの、婦人科の医師なら誰もが知っているようなまさに婦人科がんの第一人者、エキスパートです。

「以前同じように鎖骨上窩リンパ節転移していた子宮頸がん、多発リンパ節転移の患者さんがいたんだよね。患者さんは女医さんで本人がぜひというので手術をしたのだけれど、それから10年経つけれど無再発。善本さんもいけるような気がするんだよね」

わずか1症例ですから、エビデンスがどうのこうのと言われたら一発でアウトです。しかし、何千という経験と、詳細な観察からの学びに基づく膨大な知見を持つ清水先生の提案は、善本さんや私にそれからの困難な道のりに挑戦させるだけの説得力がありました。でも今思うと、善本さんの治りたいという気迫が清水先生を動かし、私を動かしたのかもしれません。

善本さんの治療は、いわば「2匹目のどじょう」を目指して始まりました。病変は、見えている多発リンパ節と、処理できる微小肺転移だけという前提に基づいて治療戦略を立て、予定通り全身抗がん剤治療から開始しました。

善本さんは、高校時代ハンドボールでインターハイや国体で活躍するほどの体力を持っていました。しかし、抗がん剤にはめっぽう弱くトイレで倒れているところを救出したこともありました。でも、「つらい」という言葉は一度も吐かず、ニコニコしながら「先生、私保険に入っているの。毎日保険金が入るので、点滴しながら1滴何円かなとか、ベンツを買っちゃおうかなって思っているの」と冗談を言いつつ、いつも前向きに治療に臨（のぞ）んでくれました。

その甲斐あってこの治療で肺転移は消失しました。この結果を受けて、私自身オリゴメタ説がしっくりくるようになりました。「そういえば……」と若い頃に数多くの患者さんにさせていただいた剖検（ぼうけん）（亡くなった後の病理解剖）を思い出しました。肺がんの患者さんの場合、多くの転移があるようですが、実際は横隔膜より下、つまりお腹にまで転移した症例はほとんどはありませんでした。仮にあっても副腎で、非小細胞肺がんでは肝臓転移もありませんでした。

しかし、2つ目の治療である両側縦隔（じゅうかく）リンパ節転移への動注療法が期待していたほどは効かず縮小にとどまり、侵襲（患者の身体または精神に障害または負担が生じること）の大きい手術を検討し始めた時から私の中に迷いが生じます。

「本当に転移はここだけなのだろうか？」

「少数転移」というオリゴメタ説を前提にするには、2つの問題がありました。

1つはオリゴメタ説がその時点では今ほど認知されていなかったことです。

がんの生物学から理論的にはオリゴメタを説明可能であり、実際にオリゴメタ説を基に大腸がんの多発肝転移の手術が行われていました。とはいえ、まだオリゴメタ説が実証されているとまではいえない状態でした。

そしてもう1つ。こちらの方が断然大きな問題でしたが、それは、「善本さんは本当にオリゴメタなのか」という疑問でした。この見極めが極めて重要です。

善本さんの治療経過を頭に叩き込んで、彼女の体の中で何が起きているのかを頭の中でシミュレーションします。がんの布陣（がんがある場所）の変化から、どこにどういう性質のがんがどの程度あるのかを想像します。戦況を見て戦略を立てる参謀のようなものです。

その結果、善本さんの体の中には両側縦隔リンパ節転移がメインで、ごく少数左鎖骨上窩リンパ節転移が残存している可能性があると判断し、オリゴメタを前提に治療することにしました。具体的には侵襲は非常に大きいものの、両側縦隔リンパ節転移を手術することを決断しました。

手術を終えてＩＣＵ（集中治療室）に入った善本さんの少し涙ぐんだ眼差しを見た時、胸が詰まるような思いとともに涙があふれてきました。言葉がなくても、その眼差しが「先生、私頑張ったよ」と物語っていました。思わず、子どものように頭をなでながら「よく頑張ったね」と言葉をかけました。

手術は成功しました。しかし術後間もなく、左縦隔リンパ節転移、そして抗がん剤で消えたはずの左鎖骨上窩リンパ節転移が見つかりました。

「こんなにも頑張ってくれたのに」と、言葉に表せない落胆が私の中にもありました。でも、この時はむしろ善本さんの方が冷静でした。また、何か最善の治療を考えてくれると思ってくれたのかもしれません。私もドラえもんのポケットを探(さぐ)るように治療を考えました。

そして、放射線治療専門のTクリニックのK先生に高精度X線治療をお願いすることにしました。画像を持って突撃する、そんなスタイルでディスカッションをしに行ったところ、治療を引き受けてくださることになりました。

ところが数日後、K先生の受診を終えた善本さんが泣きながら外来を訪れました。治療をしてもらえないと言うのです（後からK先生からご説明を受けましたが、高額な自費診療になってしまうため再発リスクを考え躊躇(ちゅうちょ)したとのことでした）。

落ち着いてもらうために、そして、私自身も落ち着くために、時間稼ぎの点滴をしながら次の策を練りました。そして2時間後。善本さんが眠りから目覚めた時に、「重粒子線治療」の提案をしました。2時間の間に重粒子線治療を思いつき、以前膵臓がん患者さんがお世話になった放医研重粒子医科学センター病院（現QST病院）の山田滋先生に電話でお願いをしたところ、婦人科がんを担当されていた若月優先生が受診を快諾してくださいました。

リンパ節転移の重粒子線治療は、現在は保険適用になりましたが、その当時は保険にできるのかどうかを評価する〝先進医療〟の扱いでした。治療費の314万円は善本さんが「先進医療特約」に加入していたので問題はなかったのですが、ここで別の問題が発生しました。

骨盤内リンパ節と肝臓に1つずつ転移が見つかってしまったのです。先進医療は、保険適用にするかどうかを決めるためのいわば臨床試験のような扱いです。条件をそろえる必要があり、転移があっては重粒子線治療の適用になりません。

今から思うとこの時ほど善本さんのオリゴメタ説が怪しくなった時はなかったと思います。肝臓転移はこれまでのリンパ節転移の流れではなく、明らかに血行性転移です。でも、ここでは迷いはありませんでした。ここまできたら、肝臓転移もリンパ節転移も消すしかありません。少なくとも重粒子線治療をする時は消えてもらっていなければなりません。

幸いにも、肝転移も骨盤内転移も1つずつで、それぞれの臓器という点ではまさにオリゴメタの状態でした。

動注でこの2つの病変を完全に消すことに成功しました。そして、最後の治療となる重粒子線治療です。若月先生が左縦隔リンパ節転移と左鎖骨上窩リンパ節という2つの病変を工夫して治療してくださり、残存病変0となりました。

最後の治療が終了してから10年。善本さんはオリゴメタ説を実証し、私のオリゴメタの見立てが正しかったことも証明してくれました。善本さんは「**オリゴメタ説の生き証人**」として、今はがんで苦しむ患者さんたちのために自らの体験を語り、患者会を作って、その代表としてさまざまな活動をしています。

医師冥利（みょうり）につきるという瞬間。それを善本さんには2回味あわせてもらいました。

1回目は7カ月の治療をすべて終了し、がんがすべて消失した時です。2回目は久しぶりに再会し、本当の根治を遂（と）げた善本さんの笑顔を見せてもらった時です。

大病を患った患者さんが元気になり、笑顔を見せてくれた時、私たち医師は患者さんの笑顔を糧（かて）に頑張る生き物なんだと実感させられます。どんなに大変な思いをしてもその笑顔を見ると吹っ飛ぶものですね。

このように善本さんの治療の前提となった「オリゴメタ説」ですが、理論的にも説明できます。実際に大腸がんの肝転移や肺転移の治療は、転移があっても全身無数とは限らないとしてオリゴメタ説を採用しています。

コラム③　がんに備える――「先進医療特約」付きがん保険

「がんに備える」にあたって皆さんにお伝えしておきたいのが、「がん保険」への加入です。

2人に1人ががんになる時代。がん患者さんの治療をしている私自身もがんになってもおかしくないと思い、備えとして民間のがん保険に加入しています。

保険に入っておいた方がいいかと聞かれたら、その答えは「Yes」です。一番の理由は、治療のこと、ご家族のことなど今後のことで頭がいっぱいなのに、それに加えてお金の心配をしなければならないのは精神的な負担もかなり大きなものになってしまうのではないかと思うからです。2つ目の理由は、先進医療をはじめ高額な医療（自費診療など）をがん保険でカバーしてくれるため、治療の選択肢が広がるという点です。先進医療で実施されてきた重粒子線治療も、現在は保険診療で受けられるがん種が増えてきました。しかし、先進医療のままのがん種もたくさんあります。民間保険に未加入という経済的な理由で一番効果があると思われる治療ができなくて残念に思ったことが何回かありました。

「受けたい治療を受けられて幸せ」。闘病中にあっても患者さんにとって、治療を自由に選択できることは幸せの要素なのだなと思いました。善本さんも先進医療特約付き保険に加入していたので、お金の心配をせずに治療選択の幅を広げられたことが苦しい治療の励みになったと言っていました。

もしもの際に、可能性を広げるために、日々の負担の許容できる範囲で、民間保険に加入を検討していただけたらと思います。

第4章　「治らない」と言われる4つの病態――「転移」「播種」「局所進行」「再発」

◎なぜ治らないのか、なぜ治せるのか

「がんは早期発見、早期治療がとても大切」

このことはみなさん感覚的にわかりますよね。これはがん治療がいくら進歩しても変わりません。がんが小さいうちに、そしてがんがそこに留(とど)まっているうちに取り切ってしまった方がいいのです。

それでは具体的にどのような場合に「治らない」といわれるのでしょう。

その病態（病状）は大きく分けて4つに分類されます。

「転移」「播種（腹膜播種・胸膜播種）」「局所進行」「再発」の4つです。この4つの病態についてはそれぞれ症例を示しながら詳しく説明しますが、ざっくり言って、「転移」と「播種」は腫瘍が広い範囲に散らばっていて取り切れないという病態、「局所進行」は局所に留まっているけれど近くに大切な組織があるなど全部取り切ることができない病態です。「再発」は、手術や放射線治療法など根治治療をした後にがんが再び出てきたもので、局所再発と転移播種再発があります。局所再発では治療後の癒着がひどくて再手術ができない、再照射なので治る放射線量がかけられないなどが挙げられます。

それではなぜこの4病態は治らないのでしょう。ヒントです。がんの本質的な性質を思い出してください。

わかりましたか？

コラム②（64ページ参照）でも触れましたが、「がん」の本質的な性質は「**増殖をコントロールできない**」こと。その結果「がんは**無限増殖**する」からです。治療で少しでも取り残すと、残ったがん細胞が増殖を繰り返してがんは大きくなったり広がったりしてしまいます。

外科医の「(手術で）取り切れませんでした」の言葉の次に、「手遅れです」という言葉が出てくるのも残ったがん細胞をコントロールすることができないからです。

◎「転移」のメカニズム

がんのことをほとんど知らない方でも「転移」という言葉を聞いたことはありますよね。そして、転移すると治らないというイメージも広く根付いているように思います。

善本(よしもと)さんのオリゴメタ（少数転移）のところでも書きましたが、従来の考え方は「1つでも転移があると、がんは全身に転移している」というものでした。全身に広く散らばっているとしたらそれらをすべて取り除くことはできません。だから、「転移しています」「治りません」という言葉がセットで医師から説明されていたのです。

それでは転移とはいったいどんなものでしょうか？　なぜ転移をするのでしょうか？　転移が1個でもあったら本当に全身に転移をしているのでしょうか？（答えは「NO」です）

転移とは、最初にあった臓器から他の臓器あるいはリンパ節に移動してがんが定着し増殖した状態をいいます。具体的に何が起きているかというと、原発巣のがん細胞が隣の組織を浸潤し、血管の壁を破って血管内に入り込み、血流に乗り、肺や肝臓、骨などの他の臓器にたどり着き、そこで増殖すると免疫で排除されないための微小環境を作り増殖します。お話がむずかしくなってしまいましたので、ここからはがん細胞になった気になってお話しします。

がん細胞がまず最初にすることは、がん組織に別れを告げるところから始まります。手に手を取っていた他のがん細胞の手を放し、1つの細胞として独立をするのです。ちょっと心細いけれど、未知の世界への冒険の始まりです。

1人離れたがん細胞は持ち合わせた武器を使い、周りの組織を破壊しながら先に進みます。行く先々に、〇〇膜という名前のバリアがあります。そのバリアに穴をあけ乗り越えてようやく血管にたどり着きます。このようにがん細胞が周りの組織を破壊しながら広がっていくことを「浸潤」といいます。英語では「侵略」と同じinvasionという言葉を使います。

ようやくたどり着いた血管ですが、そこにはまたまた厚みのある壁がありました。ここで止まってはいられません。血管の壁を壊して中に入ることにします。血管の壁も少しずつ溶かして穴をあけ、どうにか血管壁を突破して血管内に入ることができました。そこには血液がさらさらと流れています。ホッとしながら血流に身を任せます。しかし、ホッとしたのもつかの間、周りを見ると免疫細胞がうようよいます。免疫細胞に見つかったら最後、免疫細胞が集まってきて総攻撃をしてきます。こうして、ほとんどのがん細胞は免疫細胞の攻撃を受けて死滅してしまいます。

がんの転移は、「憎まれっ子世に憚る」の世界です。このような過酷な環境にさらされながらも免疫細胞の攻撃を免れた、あるいは免疫細胞の攻撃をかわす能力をもつがん細胞が血流に乗って移動し、肺や肝臓などの臓器にたどり着きます。そして、細い血管にひっかかります。細い血管は細胞が1個通れるかどうかの細い血管で、攻撃を仕掛けてくる免疫細胞の姿も見えません。ようやく安住の地を見出しました。しかし、本当に安住の地なのでしょうか？　よく周りを見ると、これまで住んでいた（原発の）地とずいぶん環境が違います。本当にこんなところに住めるのか不安に思うがん細胞がいます。いっぽうで、自分で居心地のいい環境を作っちゃえ！　と活動を始めるがん細胞もいます。

気持ちを新たに、ひっかかった場所を足場にして我が家を作り始めることにしました。周りの細胞や組織に指令を出すと、彼らは素直に補給路となる血管を作ってくれました。免疫細胞から身を守るための免疫抑制環境も作ってくれました。その他にも指令を出すとその場の環境をどんどん変えて居心地のいい環境「**がんの微小環境**」(178ページ参照)を作ってくれます。居心地のいい環境が確保できたので、心おきなく増殖することができます。こうして、がんの転移巣が出来上がりました。

ここでがん細胞は、しんみりと振り返りながらこんなことをつぶやきます。「よく頑張ったな。他のがん細胞には無理だよな」と。

いっぽうでこんなことも考えます。「ちょっと運がよかったかもしれないな」と。だって、「どんどん指令を出して居心地のいい環境を作る能力には自信があるけれどやっぱり限度があるよね」。「あまりにも環境が合わない臓器にひっかかっていたら移り住むのは無理だったな」

がん細胞の独り言にあるように、実は転移ができるがん細胞はエリート細胞なのです。逆にエリート細胞しか転移はできないのです。

がんは「不均一」。これは、20年前から基礎医学の世界では定説と言っても過言ではない常識です。原発巣は1つのがん細胞が分裂してできたものだから「全部同じがん細胞でしょ」と均一だと思いがちですが、そんなことはありません。増殖を重ねる過程で性質の少しずつ違うさまざまながん細胞が生まれてきます。１つの原発組織の中にいろんな顔をしたがん細胞が住んでいるのです。

ここでがん細胞の独り言を思い出してみましょう。「よく頑張ったな。他のがん細胞には無理だよな」です。同じ原発巣で生まれながらも、転移する能力があるがん細胞と、ない細胞がいるのです。転移できるのは、その能力を持つごく限られたがん細胞だけです。これが全身転移説ではなく私がオリゴメタ説を採用する理由です。

これから、直腸がん多発肺転移の患者さんのお話をします。転移は18個です。でも、私の中で「オリゴメタ（少数転移）」と見立てています。

はたして私の見立ては合っていたのでしょうか。

◎世界的権威に勝った?!

症例7　オリゴメタ（少数転移）説で根治した直腸がん　多発肺転移18個

「田辺さん（仮名）が直腸がんになったので相談に乗ってほしい」。そんな依頼があってから数日後に、田辺さんは私の所にやってきました。田辺さんは56歳の女性看護師長さん。

病名は「直腸がん　多発肺転移」。

この出会いが世界的権威を超える挑戦の始まりでした。

原発巣（直腸がん）の手術はすでに終わっていたものの両方の肺にパラパラと多数の転移がありました。ＣＴでその数を数えてみると18個。田辺さんは、外科の医師から治療法は抗がん剤だけで、治らないと説明されていました。その割に、腹が据わっているというか、とても落ち着いている。それが田辺さんに対する私の第一印象でした。

田辺さんとは、仕事のこと、ご家族のことなどいろいろなお話をしました。話をしていてわかったのが、看護師長としての責務を全うすることに重きを置いて、ご自身のことは二の次なのだということでした。自身のことより他者のために頑張る利他の精神が人を強くさせるのだと思いました。

田辺さんの性格が少しわかった気になって、これから抗がん剤治療をするので根治を目指して一緒に闘ってほしい、と私の方からお願いをしました。この状態で根治を目指すのには、相当の覚悟と忍耐が必要です。が、田辺さんならご自身が治ることが多くの患者さんの励みになることを理解し、自身のためだけではなく患者さんのために頑張ってくれると感じたからです。そして、田辺さんはその治療方針に納得し、一緒にがんと闘う選択をしてくれました。

その当時私は腫瘍内科医として、多くの講演会に出席して最新の治療について学んでいました。内科だけでなく外科系の医師が多く出席するような外科系医師が演者の講演会にもあえて出席するようにしていました。講演会の中には、世界的に有名なフランス人消化器外科医によるものがあり、多発**肝**転移は根治切除ができるものの、多発**肺**転移は切除不能で手術の適用外としていました。

つまり、田辺さんの根治を目指すことは、世界的権威の限界を超える無謀ともいえる挑戦だったのです。今から思うと世界的権威に喧嘩（けんか）を売るようなものでした。

でも、私にはそれなりの勝算がありました。転移はきっと18個だけ。それまでの大腸がん肺転移の患者さんの治療経過を詳細に観察していた経験から、広い意味でのオリゴメタなのではないかと考えて治療を開始しました。

最初に実施したのは、全身化学療法です。これは標準治療と同じです。1つ目のレジメン（抗がん剤の組み合わせ）でいくつかの腫瘍は消失し、他の転移巣も順調に縮小しました。しかし、抗がん剤はいつか効かなくなるものです。抗がん剤を始めて2年弱で、効果が見込めない状態になりました。標準治療の場合は、がんの治療はここで終了して「緩和（かんわ）です（緩和しかありません）」と言われます。しかし、これは想定内。田辺さんについては予定通り手術を検討することにしました。手術の話を聞いた田辺さんは深くうなずき覚悟を決めたようでした。

胸部外科の先生にお願いしてまず左肺を手術。少し期間を空けて右肺の転移切除を実施しました。手術は開胸で行われたため負担も大きかったと思います。でも、田辺さんは弱音を吐くわけでもなく現状を受け入れているようでした。

それから間もなく経過観察のためのCTで、新たな肺転移が見つかりました。右肺に2個、左肺に3個。でも、これも私の中では想定内でした。手術や放射線治療後に見えない腫瘍が顕在化することはしばしばです。私にとってはそれほど驚くことではありませんでした。

しかし、田辺さんにとってはショックだったようです。肺の両側に再発したという話した時に田辺さんは初めてため息を漏らしました。しかし、転移の残りがわずかであることをお話しすると手術を納得してくれました。再び左肺と右肺の手術。今度は1年程度再発もなく安定し、穏やかな日々が流れました。

しかし、また再発です。

左肺の上葉に1個転移が出てきてしまいました。

でも、今度の再発はたった1個でした。これも再発した腫瘍の手術の様子を手術室の中で見ていた私にとっては想定内でした。むしろ、1個でよかったと思いました。

私は田辺さんに手術と重粒子線治療の2つの選択肢を挙げました。さすがに忍耐強い田辺さんでも、今回は手術を受け入れることができませんでした。当たり前だと思います。4回の開胸手術。そして、繰り返す再発。つらい治療であればあるほど、根治の可能性が高くなければその治療に挑もうとは思えないものです。田辺さんは手術や重粒子線治療ではなく、放射線療法を選択しました。

高額な費用がかかる重粒子線治療ではなく、治療効果は若干落ちるものの保険適用の定位照射を実施することになりました。定位照射が終了し、再び残存病変0になった時には、治療を開始してから4年の月日が過ぎていました。田辺さんは残存病変なしの状態で還暦を迎えることができました。

それから1年。再び同じ部位（左肺上葉）にだけ再発しました。これも私にとっては想定内でした。直腸がんは放射線感受性があまり高くない、つまり、放射線が効きにくい腫瘍です。定位照射も優れた治療ですが、X線治療には理論的に低酸素環境にある腫瘍の中心部分の治療が苦手なので限界があります。いっぽう、重粒子線治療は中心部分も得意です。再び重粒子線治療を提案し田辺さんも今度は納得してくれました。

5年に及ぶ長い治療の旅でしたが、最後は重粒子線治療によって田辺さんは根治することができました。

それでは世界的権威の消化器系外科医でさえ治らないとさじを投げるような患者さんを、どうして治すことができたのでしょう。

その理由は、3つあります。1つは、このフランス人の消化器外科医の先生より内科医の私の方が、肺転移病変についての詳しい治療経験があったことです。

2つ目は、私が内科医なのでこの消化器外科医がどんなにすごい先生かよくわからなくて、言っていることを鵜呑(うの)みにしなかったことです。

3つ目は、「カスケード理論」(大腸がんはフィルターである肝臓に転移し、そしてその先にある肺に転移する)という理論の裏付けもあったからです。これは血行性転移であっても全身転移ではなく肝臓や肺というフィルターにひっかかった限られた腫瘍のみが増殖転移するという理論が大腸がんには成立するということを示しています。

「世界的権威に喧嘩売って、勝っちゃったかな?」と思います。

でも、勝てたのは私1人の力ではありません。信頼してこの治療戦略にお付き合いくださった田辺さん。繰り返し手術をしてくださった胸部外科のH先生。そして、術後照射後の難しい症例であったにも関わらず重粒子線治療をご快諾くださった放医研の山本先生。

困難は、患者さんからの信頼とチームの力で乗り越えるものだと教えていただきました。

こうして、信頼とチームの力で、私のオリゴメタという「見立て」が正しかったということを証明することができたのでした。

◎「全部取り切れない」から治らない――腹膜播種のメカニズム

「腹膜播種」はひとことで言うと、お腹の中（腹腔内）に腫瘍がばらまかれた状態をいいます。膵臓がんでも肝臓がんでも子宮がんでも、臓器の内側にできた腫瘍が増殖して一番外側の漿膜という膜まで到達し浸潤し、この膜を破ってパラパラとこぼれ落ち、腹膜播種を起こします。

お腹の中は腹膜という膜で覆われています。胸膜播種のところ（31ページ参照）で、胸腔はお弁当箱の内側をラップで覆い、その中にラップでくるんだおにぎりが入っている構造で、お弁当箱が胸腔、おにぎりが肺、ラップが胸膜というお話をしました。お腹も同じような構造で、腹腔がお弁当箱、肝臓、子宮、卵巣、胃腸がおにぎり、腹膜がラップという構造です。

腹膜播種は、そのお腹の中にがんがばらまかれ、腹膜にがんが住み着いた状態です。転移巣と同じようにそこでがんは増殖します。

ここでは、胃腸のがんはしばしば腹膜播種を起こすので、最初に胃腸のがんの腹膜播種がなぜ起こるのかをお話しします。

胃や大腸のがんは、消化管という言葉の通りホースのようなチューブ状の臓器で、その内側にある胃粘膜、大腸粘膜にがんができます。なぜ、内側の粘膜にできるかというと、消化管の粘膜はアルコールや塩などの発がんを促す食べ物に四六時中さらされ、胃についてはピロリ菌に感染し繰り返し炎症を起こし細胞が傷つく過酷な環境にあるからです。こういう環境の中で遺伝子に繰り返し傷が入りがんができます。

こうして消化管の内側にできたがんは増殖し、大きくなりながら外側に向かって胃や腸の壁を掘っていき、一番外にある漿膜にまでやってきます。そしてついに漿膜を突き破り、そこからパラパラとがん細胞がこぼれ落ちていきます。

こぼれた先はお腹の中（腹腔内）。腹腔内には少量の水（腹水）があり、がん細胞は水にぷかぷか浮きながらお腹の中をあちらこちら動きまわって、そのうち腹膜に着地します。がん細胞はたどり着いた腹膜で周りの細胞に指示して転移巣と同じように自分たちが住みやすいように環境を整え、どんどん増殖し播種巣を作っていきます。こうして「腹膜播種」ができあがります。お腹中全体にがん細胞がばらまかれているので、「取り切れない」「治らない」と言われてしまうのです。

消化管に限らず膵臓がんや子宮がん、肝臓がんなどのがんも同様です。臓器の比較的端っこにできたがんが表面にある腹膜まで広がって、がん細胞が腹腔内にこぼれて腹膜播種を起こします。

◎腹膜播種は本当に治らないのか？

ところで腹膜播種は本当に治らないのでしょうか？

そんなことはありません。腹膜播種があっても治せる患者さんがいます。それではどんな患者さんでしょうか？　そしてどんな治療でしょうか？

腹膜播種はお腹全体にばらまかれるとお話ししましたが、播種の初期などは播種が限局していることがあります。転移していても全身転移ではないオリゴメタの場合があるように、腹膜播種も必ずしもお腹全体とは限らないのです。

胸膜播種のところで、お風呂のざらざらのお話をしました。胸水や腹水中にぷかぷか浮いたがん細胞が胸膜や腹膜に着地して播種したものをざらざらと表現しましたね。手洗いしているとざらざらが軽いところとがっちりざらざらのところがあり、よごれのつき方は均一ではないことに気づきます。それと同じように播種が多いところとそうではないところがあるのです。お腹全体の腹膜を切除することはできませんが、一部であれば播種した腹膜を切除することはできるのです。

しかし、はたして播種がお腹の一部なのか全体なのか。それは患者さんごとに病状を詳細に分析し丁寧な「見立て」で初めて判断できるものです。この判断にはこのような見立てを得意とするセカンドオピニオンが有効な手段になります。

症例8　術中温熱化学療法ＨＩＰＥＣで「取り切れた」大腸がん　腹膜播種

ドイツでオペラ歌手として活躍していた北條さん（仮名）は、ドイツで大腸がん（上行結腸(じょうこうけっちょう)がん＝右側大腸がん）の手術を受けました。手術は成功し病変は取り切れましたが、ステージⅢ[3]で術後補助化学療法が実施されました。

その1年後北條さんのがんは再発してしまい、日本に帰国して本格的に治療をすることになりました。

北條さんの再発形式は、腹膜播種と手術創部の皮下転移でした。抗がん剤はよく効いていましたがそれだけで治るわけではありません。そんな中、北條さんご自身が探してきて腹膜播種センターの米村豊(よねむらゆたか)先生の治療を受けたいと希望しました。当初は米村先生の外来予約がいっぱいで受診できるのは遠い先のような状態でしたが、どうにか診てもらえることになりました。

北條さんが受けた治療は、ＣＲＳ＋ＨＩＰＥＣという治療です。ＣＲＳというのは、肉眼的に見える範囲ですべての腫瘍を切除する「減量手術」です。ＨＩＰＥＣはＣＲＳ手術に引き続き、43度に温めた抗がん剤を腹腔内に満たし、腹腔内を還流させる「術中温熱化学療法」です。

手術直後で傷口もあるのに熱いお風呂と同じ43度に温めた抗がん剤にお腹全体が1時間も浸かることになるかなり激しい治療です。ですから、体力がとても重要で、以前米村先生に別の患者さんの相談をしに行った時に真っ先に聞かれたことは、「(患者さんの) 活きはいいの?」でした。

CRS+HIPECの治療に送り出してから約1カ月後に北條さんが戻ってきました。「治療は大変だった」とおっしゃりながらも、とても元気そうでした。その甲斐あって、残存病変0の状態になりました。そして、腹筋を鍛え直し美しい歌声が戻りました。

その後、一度部分的に再発がありましたが、そこも手術で切除できました。それどころか、定期的に検査を受けていたので胃がんを早期に発見し、早期に手術することができました。

そして、再発してから5年の月日が流れました。残存病変は0でした。

コラム④　胃のABCD検診:ピロリ菌による胃がん発症

ピロリ菌感染による萎縮性胃炎患者さんは、非常に高い確率で胃がんを発症します。

ピロリ菌が感染すると胃炎が起こります。そして慢性的に炎症が持続することで胃は萎縮してしまいます。それが萎縮性胃炎です。慢性的な炎症で、繰り返し粘膜の細胞が傷ついては修復するという過程で、胃粘膜細胞の遺伝子にも傷が入り、遺伝子の異常が積み重なります。そして発がんします。胃がん患者さんのほとんど、日本人では胃がん患者さんの95％～99％がピロリ感染により胃がんに罹患（りかん）しているといわれています。

ここでピロリ胃がんの早期発見に熱心に取り組んできた笹島（ささじま）先生のご登場です。

「胃がんはほとんどがピロリ感染。だから、ピロリがいない人がバリウムを飲んで胃がんの検診を毎年するのは被ばくするだけで何もいいことないし、逆にピロリがいる人は毎年内視鏡で検診を受けて早期発見すべきなんだよね」

そんな会話をしていた友人のひもんや内科消化器科診療所の笹島雅彦（まさひこ）先生が、唐突に言った言葉が「選挙に出ようかな？」。お寿司屋さんのカウンターで隣に座っていた笹島先生の言葉に、「選挙って、急に何を言い出すのかな」と思わず顔を覗（のぞ）くと、いたって真剣な表情です。

「なぜ選挙に出るのか」、笹島先生は話を続けます。

「ピロリ感染の有無と萎縮性胃炎の有無で患者さんをA、B、C、Dの4つのグループに分けることができる（「胃がん　ABCDリスク別1年発症率」参照）。萎縮性胃炎がひど過ぎてピロリも住めない胃になってしまったグループDの患者さんは年率1・25％の高率で胃がんを発症するから毎年内視鏡検査を受けてほしい。こういう胃がんハイリスクグル

●胃がん　ＡＢＣＤリスク別１年発症率

	ピロリ陰性	ピロリ陽性
萎縮性胃炎なし	A　0%	B　0.1%
萎縮性胃炎あり	D　1.25%	C　0.2%

ープの患者さんを重点的に検診すれば胃がんの死亡率を低下させることができる。若いうちに除菌すれば、ピロリもいない萎縮性胃炎もないグループＡの人がほとんどになる」

「みんながＡＢＣＤ検診のことを知ってくれたら、胃がんで命を落とす人もいなくなるのに」ということを伝えるにはどうしたらいいのか。そう考えた結果、出てきたのが「選挙」だったようです。選挙公報に大きく「ＡＢＣＤ検診で胃がんからあなたの命を守ります！」とだけ書いて、多くの人に広く伝えようというのが笹島先生の意図するところでした。

今から10年以上前、ＳＮＳも今ほど普及していない時期でした。あまりの熱心さにほだされてしまい、『週刊新潮』に「占い用ＡＢＯ血液型より命を守る画期的ＡＢＣＤ血液型　胃がんの8割は血液型を知れば予防できる」という記事を書いて掲載してもらいました。

この記事を書いてから5年後、友人の１人が進行胃がんと聞いて、もっと早くにＡＢＣＤ検診が当たり前になっていたらと本当にやるせない気持ちになりました。

この後、この胃がんの友人のケースを書きますが、治療はとても大変でした。早期に発見できれば内視鏡で簡単にとれて治るのが胃がんです。

私は、選挙には出ませんが、この本を通じてぜひＡＢＣＤ検診を多くに方々に伝えたいと思います。

◎胃がん　腹膜播種の集学的治療

症例9　胃がん　腹膜播種

「やっと会えましたね」。手術前にお見舞いがてら病室に訪ねて行った時の青木さん（仮名）のひとことです。手術前だというのにニコニコしながら自己紹介を兼ねていろいろなお話しをする青木さんの姿に、彼の安堵（あんど）と私への感謝の気持ちが伝わってきました。

知り合いのＫさんから相談の電話があったのが10日ほど前。友人がどうも胃がんで手術もできそうにない、抗がん剤だけになりそうだと。Ｋさんのお話では、青木さんは人間ドックで異常が見つかり、精査までにかなり時間がかかった末に手術できないと言われて、心中穏やかではないようでした。

青木さんは、本を出版すればベストセラーになるような極めて優秀なビジネスパーソン兼教育者。その後電話で何度もお話をしながら、彼が手術を受けられず余命が限られてしまえば日本の損失だとさえ思いました。

　青木さんから資料をもらい拝見すると、確かに普通は手術はしてもらえない、抗がん剤だけと言われても無理はない状態でした。病状は、「進行胃がん　腹膜播腫　膵臓浸潤（胃の背中側に隣接している膵臓までがんが広がっている）」で、「傍大動脈リンパ節転移（大動脈に沿って存在するリンパ節、胃がん原発巣からは遠く離れたリンパ節の転移）」までありました。

　このような病状の青木さんを治すには、どうしたらいいのか。

　膵臓にまで進行している原発巣の完全切除、傍大動脈リンパ節切除、腹腔ポート（皮膚の上から針を刺す際の受け皿）挿入、そしてそこからの抗がん剤腹腔内投与。このすべてが必要でした。手術を引き受けてくれても、標準治療でも保険診療でもない腹腔内投与のための腹腔ポートまでお願いするのはなかなか難しいものがあります。

　胃がんのリンパ節郭清（切除）はＤ２郭清（原発巣に一番近いリンパ節と2番目に近いリンパ節を切除する手術）までで、遠く離れた傍大動脈リンパ節転移まで切除するＤ３郭清は行われませんでした。その時点ではＤ２郭清とＤ３郭清で予後が変わらないという臨床試験の結果が出ていたからです。

　とはいえ、手術をしてもらわなければ先に進めません。胃がん手術の第一人者のＳ先生に手術をお願いすることにしました。S先生とは面識がありませんでしたが、S先生と親しいY先生が親身にあいだを取り持ってくださいました。Y先生は乳腺外科の第一人者ですが、消化器外科のご出身で消化器外科の腕もピカイチです。Y先生のおかげで、S先生が私のリクエストをすべて叶えてくださることになったのです。

「すべて」と書きましたが、本当は術前に化学療法をしてほしいと思いました。しかし、S先生の判断は先に手術をするというものでした。お見舞いに行ってから2日後に手術が行われ、D3郭清、腹腔ポートも入れていただきました。

腹腔ポート挿入までは保険診療ですが、抗がん剤の腹腔内投与は自由診療のため手術した病院では治療できず転院して行うことになりました。保険診療と自由診療（保険外診療）を同一医療機関で実施する「混合診療」は日本では禁止されているからです。

退院後まもなくお会いした青木さんは、手術をしたとは思えないくらい元気ではつらつとしていました。手術できない、抗がん剤だけと言われていた時とは声の張りも違っているように感じました。「手術ができる」ということが、患者さんにとってどれだけの励みになるのか。教育者でもある青木さんから教わったような気がします。

青木さんの術後の治療は抗がん剤の腹腔内投与と内服と静脈投与。術後の様子をひとことで言うと、「誰も青木さんががんの治療をしているとは思わない」です。とても元気で、もうひとこと付け加えると、むしろ「大きな腫瘍がなくなって以前より元気」。治療をして**がんがコントロールされると元気になる**ことはよくあることで、副作用を心配する患者さんに「1度は抗がん剤を試してみたら」と勧めるのはそのためです。

しばらくして**「未来を創る」**という言葉とサインが入った青木さんの著書をいただきました。そして、何より私をワクワクさせたことは、しばらくして青木さんにお子さんができたことです。「未来を創る」担い手です。

2世代にわたり「未来を創る」お手伝いができる。医師の仕事ってやっぱりいいなと思いました。

コラム⑤　待ったなしのがん治療　「混合診療禁止」のジレンマ

ここで少しだけ、日本ではなぜ「混合診療」が禁止されているのかに触れておきましょう（日本ではと入れたのはアメリカのように禁止されていない国もあるからです）。「混合診療」を認めることによって問題点が3つあり、それが禁止の理由とされています。

1つ目は、保険診療で認めていない、安全性と効果が確認できない治療によって起きた有害事象を保険診療で治療するのはいかがなものか、という考え方があるからです。

2つ目は、保険診療で信用を獲得した上で、怪しげな医療を自由診療という形で高額で売りつけるリスクがあることです。このことを「壺を売る」とか「水を売る」みたいな表現をする人もいます。医療は、医療を提供する側と受ける側に大きな情報格差があります。これを「情報の非対称性」といいます。経済学では、レモンの市場に例えます。売り手はレモンの中が腐っているかわかるけれど、買う側は買った後にレモンを切ってみて初めて腐っていることがわかるというものです。それと同じように、患者さんは効きもしない怪しげな医療を売りつけられ購入してしまうリスクがあるということです。

3つ目は経済学的な観点で、お金を持っている人がよりよい医療を自由診療で購入し、貧しい人への適正分配が妨げられることです。

正しいといえば正しいのですが、命に関わる待ったなしのがん治療には混合診療禁止は必ずしもなじまないと思っています。

なぜならば、どんなに優れた医療であっても保険診療になるまでに構造的に大きな「タイムラグ（時間のずれ）」が発生することが必然だからです。保険適用となるような安全性と効果を立証するには、安全に投与できる量を明らかにするためのフェーズ1から始まり、有用性と安全性をみるフェーズ2、安全性と効果を従来の治療薬と比較するために実施される数百人規模のフェーズ3・治験が必要で、非常に長い年月がかかります。その間に治療が間に合わなかった患者さんは亡くなってしまいます。

目の前に治せる医療があるのに、（民間保険に入っているなどで）その医療を受けるだけのお金はあるのに、その治療を受けることができない。患者さんやご家族だけでなく私たち医師にとってもやるせない思いがあります。

こういう課題を打破するために、ある程度安全性と効果が証明されている医療に対しては〝**先進医療**〟として例外的に混合診療を認めています。あくまで保険診療を視野に入れた臨床試験のような位置づけですが、混合診療の問題点と禁止の問題点のバランスを考えたよい施策だと思います。

私が実施しているセカンドオピニオンでは、基本的に**保険診療**、**先進医療**、**治験**といった厚生労働省（以下、厚労省）のお墨付きを受けた治療の範囲内で治療を組み立てています。しかし、これらの治療ではどうしても治らない場合などは、自由診療の中にも、論文に裏付けられた理論と実績で信頼できる医療機関を紹介することはあります。受診していただいてその医療機関の資料を検討したうえで再度相談しながら実際に受けていただくかを決めていきます。玉石混交（ぎょくせきこんこう）の自由診療での免疫療法は、利害関係がなく、中立的なセカンドオピニオンを受けてから決めることをお勧めします。

◎「胸膜播種」の完全制御——恩人となった患者さん

症例10　膵臓がん　胸膜播種　がん性胸膜炎

「胸膜播種の治療は抗がん剤の胸腔内投与が有効です」。私がそう言い切れるのは、ほとんどの医師が経験したことのないほどのひどい胸膜播種・がん性胸膜炎を制御し、がん細胞が消滅したことも病理学的に証明することができたからです。

膵臓がん胸膜播種の患者さんとの出会いと治療、そして患者さんが恩人になるまでをお話しします。

膵臓がんの佐々木さん（仮名）。胸部レントゲンに写る左肺は胸水で埋まっていて、左肺は完全に潰れていました。早速、太い管を入れて胸水を抜くと、ドロドロとした濁った黄白色の液体が出てきました。

これまで、多くの胸膜播種、がん性胸膜炎の患者さんを診てきましたがこれほどひどいがん性胸膜炎は見たことがありません。がん性胸膜炎というのは胸膜にあるがんと白血球など免疫細胞が闘っている状態です。本来胸水は澄んだやや淡黄色透明のサラサラとした液体です。これまで診てきたがん性胸膜炎の患者さんの胸水は、通常より黄色いか赤みがあります。通常の胸水より色が濃かったり赤味があるのは、タンパク質や赤血球（血液の色が赤いのは赤血球が赤いから）が胸腔に漏れ出てしまうからです。

しかし、佐々木さんの胸水はドロドロとした濁った黄白色の液体です。膿（うみ）のようです。膿は白血球とがん細胞が闘ったあとの残骸です。佐々木さんの胸水も大量の白血球とがん細胞で満たされ、腫瘍マーカーのＣＡ19-9は測定限界の１００万を超えていました。

ドロドロの胸水を吸引をかけて抜き切ります。次に、胸腔内を洗います。そして抗がん剤の胸腔内投与。患者さんには胸腔内に薬液がまんべんなく回るように身体の向きをいろいろ変えてもらいます。そして、しばらくして排液。これを３日間、３回実施。その後、胸膜癒着（ゆちゃく）（胸膜腔を人工的に癒着させる医療技術）です。

こうして、胸膜播種・がん性胸膜炎の処置が終わりました。その後使用した抗がん剤が良く効いて、佐々木さんはとても元気になりました。

佐々木さんは銀行員としてヨーロッパでの勤務が長く、退院後はその頃のお友だちとご夫妻でお食事に行ったり美術館に行ったりしていました。外来でそういうお話を楽しそうにしてくださるのを聞くたびに、元気と幸せな日々を取り戻していることを実感しうれしく思いました。

しかし、残念なことに抗がん剤の効果がなくなり、治療をした左肺ではなく対側の右肺の肺転移が増悪（ぞうあく）し、右肺に胸水がたまり始めました。その後右肺の胸水が急激にたまり、呼吸状態が悪化して亡くなりました。

亡くなられた後、主治医としてどんなに悲しくても冷静にこれまでの経過をご遺族へお話しし、診断書をお渡ししなければなりません。その前に改めてレントゲンの経過を見直し確認しました。右肺には胸水があれだけ急速にたまったのに対して、左の肺は胸水が出てくることはありませんでした。もしかするとあの胸腔内投与の効果が持続しているからかもしれない、そうだとしたら胸腔内投与はかなりひどい胸膜播種やがん性胸膜炎でさえ根治させる力があるのかもしれない、そう考えたからです。

その後奥様と親族の方5人に経過をお話ししました。そして、意を決して剖検（ぼうけん）（亡くなった後の病理解剖）のお願いをしました。主治医として愛情をこめて治療してきた患者さんです。佐々木さんとはいろいろなお話もしました。ですから、剖検のお願いをするのは本当につらいものです。しかし、今回ばかりはつらいながらも医師の使命としてお願いをしました。

奥様には、誠意を込めてお話をしました。左胸膜播種の治療でその部分は根治できたかもしれないこと。そしてそれを証明できたら胸膜播種で命を落とす多くの患者さんを救えるかもしれないこと。

しばらくして、奥様は静かに答えてくださいました。

「主人は、本当は剖検を受けたくないと思います。でも、子供のいない私たちにとって、主人は先生のことを娘のように思っていました。先生の希望通りにしてほしいと思ってくれると思います」。確かに、佐々木さんは私の母と同じ年でした。奥様の言葉に胸が熱くなって涙がこぼれました。そして、今でも思い出す度に涙してしまいます。

こうして、奥様は剖検を受け入れてくださいました。私は、感謝とつらい悲しい思いを持ちながら剖検に立ち会いました。予想通り肉眼的に右肺にはたくさん見えた播種の所見が、左肺には見られませんでした。

2カ月後、病理の先生のもとを訪ねました。胸膜の病理所見を見るためです。右肺胸膜には濃い紫色に染まったがん細胞が一面に見えました。いっぽう左肺胸膜は線維化（ケロイドのような状態になっていること）が進み、がん細胞は1つも見えませんでした。

「**胸腔内投与で胸膜播種・がん性胸膜炎が完全制御できる**」。それを証明した瞬間でした。ホッとしました。証明できた喜びもですが、佐々木さん、そして奥様のご厚意に報いることができたことに安堵しました。心の中で、佐々木さんと奥様に報告しました。

いくら証明できたとしても、それを自分の中だけにしまっておいては意味がありません。「膵臓がん胸膜播種が胸腔内投与で完全制御できた」症例として、臨床腫瘍学会のポスターセッションで発表しました。

それからしばらくして、シンポジウムでの講師としての依頼が突然舞い込みました。若手医師、薬剤師さんなどのコメディカル（医師とともに業務を行う医療従事者）の方々が対象で、特に薬剤師さんたちにとっては資格維持のために必要なシンポジウムでした。ポスターセッションでのポスターを見た腫瘍関連の大御所の先生が、声をかけてくださったのです。

こうして、医療者500人を対象にしたシンポジウムのシンポジスト（登壇者）となる機会を得ました。これを機に膵臓がんを深く学んで膵臓がんの治療についての自信を獲得し、その後多くの膵臓がん患者さんを診療し、たくさんの出会いもいただきました。

そして、膵臓がんは私のライフワーク（の1つ）になりました。佐々木さんの存在なしに今の私はありません。佐々木さんは私の患者さんであり恩人です。

7月9日。

佐々木さんの命日には、佐々木ご夫妻の笑顔を思い出し、初心を忘れないようにしています。

◎局所進行がんからの復活

局所進行がんは、腫瘍自体は原発病巣にとどまっているものの、腫瘍の進展が進み腫瘍を全部取り切れない状態をいいます。例えば大きな脳腫瘍の場合、腫瘍がある部分すべてをとろうとすると、その近くの脳の機能が損なわれて生活ができなくなってしまいます。膵臓がんも同様に、局所進行膵臓がんの状態で手術ができないことがよくあります。ここでは、局所進行膵臓がんで手術も重粒子線治療もできない状態の患者さんの症例をとりあげ、局所進行がんの集学的治療についてお話ししたいと思います。

症例11　集学的治療の治す力の実証――局所進行膵臓がんが治るまで

「局所進行膵臓がん」と診断された41歳の児玉さん（仮名）は、重粒子線治療を希望したご主人とともに放医研（現QST病院）を訪れました。数日前に、T大学病院消化器内科の主治医の先生から「膵臓がんです」「治りません」と告げられた児玉さんですが、悲壮感など微塵も感じないひょうひょうとした表情です。

腹が据わっているというか、ここまで冷静でいられるなんてすごい女性だなと思いました。いっぽうご主人の方は静かな語り口ではあるものの、心配でどうにか妻を助けたいという必死さが伝わってきました。

「膵臓がんはたいやきの串刺し」（37ページ参照）でお話しした通り、膵臓は2つの重要な血管が近くを通っています。1つは門脈、そしてもう1つの動脈が上腸間膜動脈（ＳＭＡ）という小腸全体と大腸の左側に栄養や酸素を送っているとても重要な血管です。

例えばチューリップの根元にこぶ状の病気ができたとして、無理にこぶを取ろうとすると、チューリップは根っこが切り離され切り花状態になりますね。切り花になったチューリップはしばらくはお部屋を美しく飾ってくれますが、やがて枯れてしまいます。ＳＭＡの根元にまで勢力を伸ばした膵臓がんを無理に取り除こうとすると、ＳＭＡの根元もろとも切除せざるを得ません。根っこのように張り巡らされた腸に行く血管もその根元が切られてしまえば、小腸に酸素や栄養を含む血液を運ぶことができません。チューリップが枯れてしまうのと同じように小腸は壊死してしまい、人は栄養を摂れずに生きていくことができなくなります。

こんな大切な血管の根元にできてしまう膵臓がん。何もこんなところにできなくてもいいのに、よりにもよってです。「打ちどころが悪い」という言葉がありますが、「できどころが悪い」のが膵臓がんです。児玉さんの膵臓がんはＳＭＡの根元にあって動脈を取り囲んでいたので「手術はできません」と言われたのです。

児玉さんご夫妻はそれではと、膵臓がんでも根治の可能性がある重粒子線治療を選択したのです。しかし、重粒子線治療でも初診時には児玉さんの膵臓がんの治療はできない状態でした。

児玉さんの膵臓がんがあった膵頭（すいとう）部、つまりたいやきの頭の部分は、十二指腸が頰（ほお）かむりするように膵頭部を取り囲んでいます。重粒子線治療は猛烈に強いビームが腫瘍にアタックするので、消化管（胃や腸）にあたると穴が開いてしまいます。いくら寸止めが利くからといって、できたら5㎜、最低でも3㎜の隙間は欲しいところです。しかし、児玉さんの膵臓がんは十二指腸にほぼ接していました。このままでは照射できないので、「抗がん剤で小さくなって隙間ができたら治療しましょうね」とお話しして一度は重粒子線治療をあきらめていただきました。

その後児玉さんは抗がん剤治療を受け、幸い腫瘍はどんどん縮小していきました。

再び放医研を訪れた児玉さん。このときは腫瘍と十二指腸との距離は3㎜あるかないかまでになっていました。ここで、山田滋（やまだしげる）先生（ＱＳＴ現院長）にご相談。ＣＴを見たかと思ったらすぐに「治療しましょう」と即答です。治療ができそうなのはうれしいものの「えっ本当に大丈夫？」とちょっと心配にもなりました。

治療計画はどこまで照射範囲に入れるのか。1㎜の違いというよりは1／10㎜単位でどこに腫瘍の輪郭線を描くのか悩みました。最終的にはその部分だけは、もともとは肝胆膵外科医の山田先生に再登場をお願いし、微調整をしていただきました。山田先生は外科医の視点で、物理の世界の重粒子線を単なる技術から重粒子線治療として膵臓がんの根治治療まで昇華させた、重粒子線治療の第一人者です。山田先生に消化管まで紙一重のような治療計画を作成していただき、児玉さんの根治照射は無事に終了しました。照射後3カ月後からは、経過観察のために3カ月ごとの受診をしてもらいました。1年が経ち、再発所見はありません。しかし、照射部位の近くの十二指腸が少し狭くなってきました。強い炎症が起こるとケロイドのようになって組織が縮んでしまいます。某大学病院外科の先生から狭窄（きょうさく）部分の切除のお話があり、その際に「膵臓がんの手術もしましょうか」という提案がでてきました。

重粒子線治療には膵臓がんを治す力がありますが、再発リスクという点で手術ほどの確実性はありません。まして、十二指腸に穴があかないようにギリギリのところを狙っているのでごくわずかに腫瘍が残存している可能性がありました。そのため「ぜひお願いします」と手術をお願いしたのでした。

手術によって、ＳＭＡにまとわりついていた腫瘍は完全に消失し、重粒子線治療後にも関わらず癒着も軽度で、きれいに切除していただくことができました。その後、手術の病理所見を教えていただくためにＴ病院を訪ねました。

山田先生の描いた治療計画では十二指腸のぎりぎりのところを狙っていましたが、重粒子線治療で十二指腸は傷つくことなくきれいで、十二指腸に接していた腫瘍も完全に消失していました。それでは手術は無駄だったかというと、手術したことは大正解でした。離れた部位の膵臓にごくわずかですが腫瘍組織が残存していました。

こうして、「治りません」と言われた局所進行膵臓がんの児玉さんは、抗がん剤・重粒子線治療・手術という3つの治療法を用いた**集学的治療**によって無事に根治することができたのです。

◎タイムマシン治療：がん治療のデロリアン

児玉さんは当初はステージⅢ[3]の切除不能局所進行膵臓がんでした。化学療法では依然としてステージⅢのままでしたが、重粒子線治療により、手術が可能な（切除できる）ステージⅠ[1]になりました。術後の病理の結果はステージⅠの状態でした。このように、術前治療をしてステージ（病期）が下がることを**ダウンステージング**といいます。

でもここでは、ダウンステージングなんていう医師用語は使わずに、「**タイムマシン治療**」と名付けたいと思います

「手術ができない」と「手遅れ」という言葉は　ほぼセットで使われます。「手遅れです。手

術できません」と言われた時に、あの頃、手術ができたであろう頃に戻りたいと切に願うものです。

抗がん剤を使って、放射線治療を使って「手遅れではない頃に戻る」。ダウンステージングの本質はタイムマシンです。

「治りません、抗がん剤だけです」。そう言われた時に、「治りもしないのに苦しい抗がん剤治療などやりたくない！　放射線治療も嫌だ！」と思うかもしれません。

でも、ちょっと待ってくださいね。「**デロリアン**[*]に乗りませんか？」

確かにつらいけれど、乗り心地も今一つだけど、「がん治療のデロリアン」（抗がん剤治療や放射線治療）が時としてがんを治せるあの頃、戻りたいあの頃に、あなたを連れて行ってくれるのです。

注釈＊デロリアン：米映画『バック・トゥ・ザ・フューチャー』（１９８５）に登場する車型タイムマシーン。

◎再発がんはなぜ治せないのか？

がんが治らない理由の4つ目は、再発です。「再発したらまた手術や放射線治療をすればいいじゃない？」と思いますよね。でも、再発後に手術や放射線治療をすることは難しく、実施されないことがほとんどです。

それではなぜ、再発後の再手術は難しいのでしょうか？　それは、組織が「癒着」して、がんを過不足なく切除することがとても難しいからです。

「癒着って何？」と思いますよね。黄熱病の研究で知られる野口英世の伝記の中に、「ひどいやけどで指がくっついてしまった」という記述があります。

これが癒着です。

皆さんは皮膚の深い傷って見たことありますか？　私の左の親指には、中学2年生の時のバスケットボールで、すごい勢いでボールを奪い取ろうとする同級生（女の子です）に引っかかれた爪痕が残っています。ほんの3㎜程度の小さな傷ですが、引っかかれて欠損した組織を白くて周りの皮膚より少し固い組織が埋めています。

手術は滅菌したメスを使うものの、身体にはたくさんの切り傷ができます。それらの傷の一部は、組織と組織の間を私の親指に残っているような白くてかたい組織が埋めて組織同士がくっつきながら治癒していきます。

体の組織は、ミルフィーユのように、層構造をしているものが多くあります。例えば食道も食べ物を胃に運ぶ単なるホースではなくて、4つの層でできています。手術ではこのような層を意識してきれいに剥がしながら腫瘍を切除していきます。でも癒着している組織はその層構造が壊れてしまっていて切除がとても難しくなります。

手術を想像するのは難しいので、ここでは頭を休めてお料理タイムにします。

買い物にたまにしか行けない私はお肉もまとめ買い。つい億劫で薄切り肉をパックのまま冷凍庫で保存してしまうことがあります。でもそうすると実際に使おうという段階で後悔することになります。凍ってカチカチになってくっついた薄切り肉は1枚1枚剥がすことができません。脂の部分だけを切り取ろうと思っても固くてなかなかそこだけ取ることができません。お料理では、電子レンジでチンして、1枚1枚剥がして、さあ使いましょうでいいのですが、手術ではそうはいきません。お肉を1枚1枚剥がすことができないとお肉の脂の部分だけを取るのが難しいように、癒着した組織ではがんだけを過不足なく切除することはとても難しいのです。

◎食道がんで手術を選ぶわけ

『ドキュメント　がん治療選択』（ダイヤモンド社　２０２１年）という本の一部がネット上で取り上げられていました。この本の中で、食道がんに罹患した著者でジャーナリストのＫさんが、治療選択に納得がいかず、当初手術を予定していた東大病院から転院して放射線治療をした時のいきさつや出来事を描いています。

「手術以外にもＱＯＬ（生活の質）を維持しながら根治ができる放射線療法があるにも関わらず、執刀を予定していた東大の瀬戸泰之（せとやすゆき）先生からは手術一択で手術の説明しかなかった」と、患者さんが治療の選択をできない現状を問題視したものです。

瀬戸先生は、「患者さんから希望があれば放射線治療の話もします」と答えます。そして、繰り返し手術の有用性をお話しします。

瀬戸先生は食道がん・胃がんの名医として医師の誰もが知っているような先生です。私も東京共済病院時代に瀬戸先生の食道がん患者さんを一緒に診ていたことがありましたが、患者さん思いの親身で大変優秀な先生です。

食道がん術後の患者さんの痛みも知っている瀬戸先生が提示する治療が、なぜ、手術一択だったのでしょうか。

その理由は2つあります。1つは放射線療法は手術に比べて再発率が高いとされているからです。

Kさんのステージは II、III と推測されます。このステージの患者さんに対して日本で行われた臨床試験では、5年生存率が化学放射線療法後手術の群は55%であったのに対して、化学放射線療法群が37%であったことが根拠としてあげられます。また、この2つを比較する臨床試験は日本とは治療方針の異なる海外で少数行われているだけで、この結果を覆す根拠までには至りません。

根治できる患者さんを確実に根治させることは医師の使命です。手術が最も信頼度の高い治療になります。根治できる患者さんにわざわざ治る可能性が低くなる治療を提示するでしょうか？　ガイドラインでも、スタンスは同じで、根治可能なステージの患者さんには手術が第一選択になります（Kさんのステージでは化学療法後手術）。

もう1つの理由は、再発後の治療が難しくなることです。手術後に再発した場合は根治的放射線療法が可能ですが、放射線療法で再発した場合は放射線療法自体が難しくなります。放射線治療後再発では再手術も難しくなるため、外科医の間では手術を先行させることがコンセンサス（一致した意見）になっています。

これらの理由から瀬戸先生が手術の有用性を推奨したと思われますが、Kさんがセカンドオピニオンに手術以外の治療選択を求めた思いもよくわかります。ここにがん治療の難しさがあります。

がん治療は正解が1つではないということです。

◎ステージⅣ[4]再発　転移乳がんは粘るが勝ち

日本人女性の罹（かか）るがんの中でも最も多いのが「乳がん」です。

2018年のデータによると、女性の9人に1人が乳がんに罹患しています。乳がんでは、ステージⅠでは5年生存率も10年生存率も100％近くですが、ステージⅣになると、5年生存率は38・7％、10年生存率は19・4％までに低下します。しかし見方を変えると、転移があるステージⅣの患者さんで10年生存率が20％もあるがん種は乳がんくらいなのです。そういう意味で乳がんは他のがん種と異なり、長期戦で「粘るが勝ち」の要素が強いのが特徴です。

◎化学療法室で

ここは東京共済病院の外来化学療法室。ここの設立の立役者である乳腺外科部長の馬場紀行（ばばのりゆき）先生の猛烈な努力で、私が２００８年に赴任する直前に化学療法室は２つの部屋を１つにして、大きな部屋にリニューアルされていました。大きな窓からは緑豊かな広々とした公園が見え、都心の病院としてはかなりぜいたくな環境です。そこには、化学療法室特注のゆったりしたリクライニングシートが10シートとベッドが４つあり、化学療法室の真ん中に位置する私の机からはすべての患者さんの様子を手に取るように見ることができました。

赴任当時の私の仕事は、化学療法室で抗がん剤治療をしている患者さんの管理。治療内容はそれぞれの主治医の先生によって決められていました。そのため直接治療ができるわけではありませんでしたが、電子カルテを通じてすべての先生の処方（治療）や患者さんの経過を知ることができます。化学療法室を〝管理〟している医師の特権です。疑似的（ぎじてき）にではあっても、さまざまながん種の患者さんを、普通の医師が診（み）る20倍くらいの人数をこまやかに診ることができました。

化学療法室の半分以上は乳腺科の患者さん。乳腺科部長の馬場先生が、歌手の島倉千代子さんの主治医であったことなど乳腺外科では名前が知れた名医ということもあって、都内だけではなく、神奈川、千葉など広い範囲から患者さんが来ていたからです。

後ほど紹介する土井さんや江上さんもそんな乳がん患者さんの１人でした。

◎内分泌療法（ホルモン療法）で粘る

乳がん患者さんの多く（70％）は内分泌療法が有効です。このような患者さんの乳がんは、女性ホルモンの一種エストロゲンが乳がんの増殖を促進させてしまうことがわかっています。具体的にはエストロゲンがホルモン陽性乳がんのエストロゲン受容体に結合すると、がん細胞の増殖スイッチがオンになり、がん細胞が増殖します。このように、増殖のメカニズムがわかっているのでターゲットである（治療対象）エストロゲンを減らしたり、エストロゲン受容体に結合しないようにするなどの薬が使用されます。そのため内分泌療法は分子標的薬（特定の分子にだけ作用するように設計された治療薬）と同様に、ＱＯＬ（生活の質）を保ちながら長期に治療を続けることができます。このような患者さんのがんとの闘い方は、「ひたすら内分泌療法で粘る！」です。

乳がん患者さんは他のがんの患者さんより予後が長く、がんになってから10年以上という患者さんもたくさんいます。その治療経過のほとんどが内分泌療法で過ごしている期間です。内分泌療法もホルモンバランスが急激に変化するため、副作用がないわけではありません。

◎HER2陽性乳がんは治療を「乗り換えながら」粘る

乳がん患者さんの20％がHER2陽性乳がんといわれています。以前は増殖が速く乳がんの中でも予後が悪いとされていました。しかし、2000年前後から開発された分子標的薬の登場で予後が劇的に改善しました。

トラスツズマブ（ハーセプチン）から始まり、それをバージョンアップさせたラパチニブ（タイケルブ）、ペルツズマブ（パージェタ）、そしてトラスツズマブに強力な抗がん剤を搭載したロケット爆弾のようなトラスツズマブ エムタンシン・TDM-I（カドサイラ）が登場しました。日本の技術でカドサイラをバージョンアップさせた薬剤も開発され、爆弾に相当する抗がん剤を8つ搭載したトラスツズマブ デルクスカン（エンハーツ）も保険適用となりました。それだけでなく、8個搭載することでエンハーツを介してくっついたがん細胞だけでなく、そのそばのがん細胞にまで効果が出るようになりました（バイスタンダー効果）。

このようにHER2陽性乳がんに対しては次から次へと新しい薬が登場してきます。乳がんは有病率（ある一時点において疾病を有している人の割合）が高く、製薬企業も新しい治療薬の開発を熱心に進めているからです。

ＨＥＲ２乳がん患者さんは、「今の薬は次の薬が出てくるまで効いてくれたらいい」というくらいの穏やかな気持ちで治療をしていただけたらと思います。

◎不屈の乳がん患者さん

症例12　トリプルネガティブ乳がん　ステージⅣ(1)

患者さんの中には、つわものというか、思わず「恐れ入りました」と言いそうになった、すごい方がいます。

「私これで３００回目よ！」と、土井さん（仮名）は威勢よくおっしゃる。なんのことかと思ったら、「これが３００回目のパクリタキセル（ＰＴＸ）の点滴よ」という意味でした。土井さんは乳がんから骨への転移がある、いわゆるステージⅣの患者さんでした。

ウイークリーパクリタキセルのレジメン（抗がん剤の内容と投与法）なので毎週投与だとしても、１年は52週しかありませんので、３００回目の点滴ということになれば単純に計算しても6年間同じ治療を淡々と続けているということになります。それなのに土井さんは見た目も気迫があって、「どこにがんがいるのかしら」と思うほど元気でした。

300回もパクリタキセルを使っているのだから、副作用によって手足もしびれて大変なはずです。でも、そんなことはおくびにも出さず、一切周りに愚痴(ぐち)ることもありません。治療が終わると、あたかも『治療などなにもしていないわ』と言わんばかりにさっそうと帰っていかれました。

このように、乳がんの患者さんの中には化学療法でも長期に奏功する（効果がある）患者さんがいます。

◎上手くいっている治療は変えちゃだめ！

症例13　トリプルネガティブ乳がん　ステージⅣ⑵

野球ファンで、特にホークスが大好きな江上さん（仮名）。生き生きと目を輝かせながらホークスの贔屓(ひいき)の選手のことを語る江上さんは、〝乙女〟と言っても過言ではないほど純粋なかわいらしい30歳代の患者さん。ちょっとぽっちゃりタイプで、腕の血管が全く見えません。看護師さんが点滴の針を刺すのをギブアップした後、極細の血管への針刺しはいつも私の仕事でした。ある時などは親指の付け根から点滴をしたこともあります。こうして点滴しながら江上さんとホークスのことや日常のちょっとしたことをお話しして変わらぬ笑顔を確かめていました。そんな日々が3年以上続きました。

そして、江上さんはパクリタキセル300回コースの土井さんのように毎週治療をしながらも、こういう平穏な日々がずっと続くのだろうなと思っていました。

でも、ある時江上さんの治療が変わりました。江上さんの病状が原因で治療が変わったわけではありませんでした。江上さんのお父様が入院し、一人娘の江上さんが仕事をしながらお父様の介護をしなければならなくなりました。そのため、相談された主治医の先生は事情を考慮して抗がん剤をウイークリーパクリタキセル（wPTX）からアブラキサン（nPTX）に変更しました。ほぼ同じ薬剤ですが、毎週の治療から3週間に1度の治療に切り替わりました。

直感的にいやな予感がしました。これまでの経験から「何年もうまくいっていた治療なのだから変えちゃだめ！」と思いました。化学療法室でたくさんの患者さんの治療経過を診る中で私なりの見立てができるようになっていたからだと思います。私が主治医だったら間違いなく、「病院をご自宅の近くに変えてもいいから、今まで通り毎週投与を続けてください」と強く言っていたと思います。

3週間ごとの投与に変えてから間もなく、腫瘍マーカーが急激に上昇しました。あんなに安定していた病状が急速に悪化してしまいました。やむを得ずもとの毎週ごとのレジメン（治療計画）に戻されましたが、今度は全く抗がん剤が効かなくなっていました。残念ながら私の見立て通りになってしまったのでした。

その後の江上さんのことは悲しくて、悔しくて書くことができません。あの時、ひとこと「親御さんも大事だけど、江上さんご自身も大切」「治療を変えないで」と言えなかったこと。それがとても残念で、今も深く心に残っています。

同じ乳がん同じステージの患者さんでも、土井さんと江上さんとでは大きく明暗が分かれてしまいました。

症例14　トリプルネガティブ乳がん　多発骨転移

早川さん（仮名）は、患者さん目線（立ち位置）で治療を考えなければということに気づかされ、考えさせられた患者さんです。乳がん脊椎（せきつい）転移で治療を受けていました。

早川さんは「髪の毛が抜けるのは死んでも嫌」と、脱毛の副作用がある抗がん剤治療をかたくなに拒否していました。「拒絶」という言葉がぴったりなほどの嫌がりようでした。

「命がかかっているのだから髪の毛くらい」、そういう声が聞こえてきそうです。私もそう思っていた時期がありました。でも、早川さんのあるひとことで、「そういうことなのだ」と、納得しました。「腹に落ちた」という言葉がありますが、そんな感じです。

ステージⅣの早川さんにとって、本来は最も効果があるパクリタキセルが第一選択薬（治療効果が最も高く副作用も許容範囲の一番望ましいとされる治療薬）でした。でも、早川さんは脱毛が必発（ひっぱつ）のパクリタキセルでの治療を拒否しました。主治医はやむを得ず脱毛のないS-1そしてその後ナベルビンを選択しました。

早川さんは私がこれまで診てきた患者さんの中でもご自身の意思を最も明確に持っている患者さんでした。

早川さんと話していたある時、こんなことをおっしゃいました。

「髪の毛は抜けてもいいの」

あまりにも意外な言葉です。「それじゃなぜあれほど脱毛する抗がん剤を拒絶したのかしら?」と思いました。でも早川さんの次の言葉にハッとしました。

「抗がん剤が効いている間はずっと脱毛しているのでしょ。ずっと効いていないと困るし、でも、抗がん剤が効いていることはうれしいことなんだけど、使っているその間ずっと髪の毛がないという姿でいるのも嫌だし」

私には返す言葉がすぐには見つかりませんでした。そういうことだったのかと、自らの想像力の低さに、少しでも「髪の毛くらいは」と思ったことを申し訳なく思いました。

早川さんからは、患者さん目線とはどうあるべきか、深い学びを得たような気がします。

症例15　乳がん　無数の肺転移でも根治

乳がん再発転移の患者さんの治療の中心は全身化学療法です。患者さんの中には、「治りもしないのに苦しい抗がん剤治療はしたくない」と、抵抗がある方もいらっしゃると思います。ここでは、できる範囲の抗がん剤治療を続けながら局所療法を組み合わせることによって、乳がんの無数の肺転移でも根治した患者さんのお話をします。

この患者さんのことは、前著『このまま死んでる場合じゃない！』でも触れています。私が治療を担当してから15年の月日が経ちましたが、今でもとても元気で、症例6（67ページ参照）で紹介した善本さん同様に私の集学的治療の生き証人です。

患者さんの栗田さん（仮名）は、60代のおっとりした女性で私の友人からの紹介で来院しました。乳がん術後再発で、某ブランド病院腫瘍内科のT先生が担当されていましたが、新たな転移が出現したことで副作用の強い抗がん剤を使うことを強く勧めたT先生を怖がっているとのことでした。T先生は患者さんに寄り添う医療をしている腫瘍内科医としてとても有名な先生ですので、治療の無理強いをしたとは思えず不思議に思いました。何が怖いのか確認しようと思って栗田さんにお話を伺いました。

それまでの治療経過を見てみると、抗がん剤のハーセプチン（トラスツズマブ）が効くタイプの乳がんで、ハーセプチンとゼローダ（カペシタビン）の併用で一度は無数の多発肺転移が完全に消えました。その後、ゼローダが一時中止されましたが、再度無数の肺転移が出現してしまったために、またゼローダとハーセプチンとの併用治療が再開、継続されました。しばらくは病変の消えた状態を保っていましたが、右の肺に1個と胸骨の近くのリンパ節に転移が新たに出現しました。ここでT先生から「パクリタキセル（タキソール）に変更します」と言われたとのことでした。

栗田さんとしては、パクリタキセルが髪の毛が抜けたり、しびれがでたり、白血球数が下がったりという副作用の強い薬なのに、それを使うことを強く勧められて「怖い」と感じてしまったようです。化学療法（抗がん剤治療）の領域では1つでも新しい病変が出てきたらその薬は効かない（医学的にはPD：Progressive Disease＝病状進行）と判断することがルール（決まり事）となっていたので、T先生は薬剤の変更をすることに決めたのだと思います。また、変更にあたっては最も効果の高い薬剤から選択することが推奨されているからパクリタキセルを選択し、副作用をおそれて抗がん剤を使わなくなってしまう患者さんがいるので強く勧めたのだと思います。しかし、副作用に怯(おび)える栗田さんにはその選択自体が怖かったのかもしれません。

いろいろお話を伺った後、ご自宅が私が勤務していた東京共済病院の方が近いということで転院していただきました。

最初に私がしたことは、ゼローダ（カペシタビン）から、副作用が比較的弱く治療効果の高いＴＳ-１（Ｓ-１）に変更したことです。手足症候群（抗がん剤の副作用によって手足の皮膚や爪に異常が出ること）がひどく辛(つら)そうでしたので、Ｓ-１隔日投与に変更しました。強い薬に変更せずそのままですむということに栗田さんはホッとしたようで、笑顔が戻りました。

その後に実施したのは、転移のあった右肺と胸骨近傍(きんぼう)のリンパ節への動注です。Ｓ-１とハーセプチン、そして時々動注で経過は順調でした。ただ１つだけ３㎝以上あった肺転移は動注だけでは消し去ることはできませんでした。しかし、以前あった肺野（肺門以外の部分）への無数の肺転移はＳ-１とハーセプチンで完全に消えた状態を保てていたので、３㎝以上の肺転移はオリゴ（少数）転移として胸腔鏡で切除していただきました。その後もＳ-１＋ハーセプチンで完全緩解（消失）の状態を保つことができました。

そして私の放医研への転勤に伴い、日産厚生会玉川病院乳腺外科の大石陽子(おおいしようこ)先生にバトンタッチしました。大石先生とは近隣の病院の医師が参加する講演会で知り合ったのですが、とてもやさしくて優れた先生なので安心してお願いすることができました。

患者さんは有名ながん専門病院やいわゆるブランド病院を受診しがちですが、地元の中規模病院にも患者さん思いで、しかも腕の立つ先生方もたくさんいらっしゃいます。患者さんのお話をしっかり聞いて丁寧に診ていただけるという点においても、地元の評判のいい中規模病院はお勧めです。

◎停戦という闘い方――抗がん剤だけでも長期奏功・長期生存

土井さんや栗田さんのように抗がん剤だけで長期奏功を狙うことは難しい時期が長く続きました。しかし、免疫チェックポイント阻害剤の登場で、「抗がん剤はいつか効かなくなる」という従来の考え方が一変しました。決して少なくない割合で、ロングテールといわれる長期奏功・長期生存が狙えるようになったのです。

また、分子標的薬も効果のある患者さんの層別化が進み、1次治療（診断されて最初の治療）として実施するようになってから長期奏功・長期生存が可能になりました。例えば肺腺がんに使用する分子標的薬イレッサ（ゲフィチニブ）は発売時は通常の化学療法で効かなくなった患者さんにしか使えず、また、効果のない患者さんにも処方されていたので奏功期間（無増悪生存期間）は2カ月程度でした。しかし、イレッサに効くタイプの患者さんの層別化が可能となり、また1次治療として処方できるようになって、奏功期間は11カ月になりました。そしてその後開発された耐性（がん細胞が抗がん剤に対して抵抗力を持つこと）に強い分子標的薬オシメルチニブでは19カ月まで奏功期間は延びるようになりました。

また、後述する免疫チェックポイント阻害剤によって、がん種にもよりますが20％、30％といった少なくない割合の患者さんでロングテールという長期奏功が得られています。

このように全身投与しか治療法がない患者さんも長期生存できる治療法が、次から次へと生まれてくる時代になりました。

それに合わせて、私の治療方針も従来の「がんを排除する」方針だけでなく、こまやかに観察しながら**長期現状維持**していく方針もとれるようになりました。オリゴメタ（少数転移）状態にない患者さんには、保険診療で粘るか、患者さんの病状から奏功が最も見込める「治験」を選択し、紹介をして長期奏功、長期生存の可能性を追求しています。

コラム⑥　心の絆を育む「がん患者サロン」

東京共済病院には「がん患者サロン」という、患者さん同士の交流の場がありました。

乳がんの患者さんがほとんどでしたが、手術で根治する初発乳がんの患者さんと、再発転移で根治は難しい患者さんとでは立場が異なるという主催者のソーシャルワーカーさんの配慮で、2つのグループにわかれて茶話会が行われていました。月に1度のサロンは和気あいあいとしていて、多くの人が抱くであろうがん患者さんの集まりのイメージとはかけ離れたものでした。

1つのテーブルを囲んだ10人ほどの患者さんは40代から50代の再発・転移の患者さんたちで、楽しそうに和気あいあいとお話しししています。お互いに心を開きあえる仲良しで、純粋な学生時代に知り合った同級生との同窓会のようです。「家族でさえあっち側の人」とわかり合えない孤独の中にあって、ようやく出会えたわかり合える友だち。再発転移の患者さんたちは、戦友のような強い絆で結ばれていました。

このがん患者サロンはＮＨＫの「きょうの健康」でも取り上げていただきました。本来は主催者のソーシャルワーカーの方が出演するところですが、この番組は医師が解説するという建付けでしたので、やむを得ず私が代わりに出演しました。

サロンでは、患者さん同士で情報の交換もしていました。例えば、初めて使う薬について不安に思っている患者さんに対して、すでにその薬を使ったことがある患者さんがどのような副作用で、こういう点でつらかったとか、そのつらさをどう乗り越えたかなどです。

親身な友人たちのお陰で、不安が和らぎ治療に前向きになった患者さんもたくさんいらっしゃいました。

私自身も何度もサロンに参加し、また、患者さんたちとのお食事会や1泊旅行もご一緒させていただきました。生き生きと楽しんでいる患者さんの姿は、がんサロンという空間とサロンの戦友たちが患者さんを「平穏で幸せな日常」に戻してくれることを物語っていました。

サロンを通じて、「平穏で幸せな日常」を取り戻すことこそが真の意味でのがん治療のゴールなのだと改めて思いました。

「命」の大切さを心の奥底で共有しているからでしょうか、支えあう患者さんたちの中に「何かとても純粋なもの」を感じました。

第5章　がんの4大治療

◎「手術」「放射線療法」「化学療法（抗がん剤）」「免疫療法」

がんの治療といえば、すぐに浮かぶのは手術ですね。これまでは「手術」に加えて「放射線療法（X線・粒子線）」「化学療法（抗がん剤）」が3大治療とされていました。そして、免疫チェックポイント阻害剤の登場により、「免疫療法」が加わり、現在は4大治療となりました。

この章ではこの4つの治療法について詳しくお話しします。なぜならば、がんを知ることも大切ですが、がんを倒すための武器となる治療を熟知することもとても大切だからです。

この4つの治療法はそれぞれに特性があり、得意不得意があります。できることとできないことがあります。それぞれの特性をよく理解した上で、どの治療をどのタイミングで投下するのかを決めることが大切です。

どの治療にするのかの選択、その治療をするのかどうかを最終的に決めるのは患者さんです。患者さんは主治医にまかせっきりにするのではなく、一緒にディスカッションをしながら治療を受けることが望ましいと思っています。患者さんもご自身の病状とともに、治療をよく理解した上で、主体性をもった判断をし、納得のいく治療を受けていただきたいと思います。

それではまずは、「手術」から。

◎「手術」の進化が半端ない

「手術は怖い」「手術は大変・痛い」の時代から、**「手術は怖くない」「手術は楽ちん・痛くない」**の時代へ。

症例16　肺がん　胸腔鏡手術

私の友人の下村さん（仮名）は私の紹介でO先生の肺がん胸腔鏡手術を受けました。手術が終わり間もなく目を覚ました下村さん。手術が無事終わったことを伝えられホッとしたところで告げられたのは、「それでは歩いて病室に帰りましょう」でした。通常はストレッチャーに乗せられて寝たままで病室に戻ります。以前なら戻る病室もICUです。その話を聞いたときに肺がんの手術もここまで来たのかと思いました。

私が研修医の頃は、肺がんの手術は全員開胸手術でした。現在肺がん手術の主流になっている胸腔鏡が使われるようになったのは、それから10年ほど経った1990年代後半になってからのことです。

手術が終わり病室に戻る途中で患者さんが「痛い、痛い」と叫んでいた、学生時代に見た光景が今も目に浮かびます。学生の私にはどうしてあげることもできず、胸が締め付けられるような思いでした。開胸手術は病巣をよく見えるようにするために、肋骨(ろっこつ)を何本か折り、筋肉にメスが入ります。大きな負担のかかる手術のため、術後はＩＣＵで呼吸など全身管理をしていました。

そんな時代を知るものとして、肺がんの術後にＩＣＵではなく通常の病室に戻されたことでさえ進歩を感じるのに、歩いて帰ったと聞いて本当にびっくりしました。

それではなぜそんなことができたのでしょう。

胸腔鏡下手術は径5～10㎜の内視鏡を胸腔内に挿入し、テレビモニターの画面に映し出された胸の中を見ながら進める手術です。胸に5～10㎜の穴をあけるだけなので肋骨を折ったり筋肉をバッサリ切る必要もありません。肺そのものには痛みを感じる神経はないので、開胸手術で「痛い、痛い」と言っていた原因は、肋骨を折ったり筋肉を切ったことからの痛みだったのです。

胸腔鏡では骨は無傷、筋肉も傷つくのはわずかですので痛みはかなり軽減されます。しかも、Ｏ先生はそれでは飽き足らず、痛みの少ないアプローチ法を編み出していました。術後の痛みはほとんどなく、大きく息を吸うこともできます。病室まで歩いて到達できたのは、痛みの軽減のために創意工夫を重ねたO先生のような方々の日々の努力あってのことだったのです。

手術の際の患者さんの負担を推し量る項目に、出血量と手術時間があります。名医といわれる先生方の出血量と手術時間を見ると驚くほど出血量は少なく、手術時間も短いこともしばしばです。名医といわれる所以(ゆえん)がわかります。

それでは下村さんの手術時間はどのくらいだったのでしょうか。

わずか30分。「本当にがんの手術?」って思いますよね。肺がんの手術なのに、出血量はかすり傷と同じ、手術時間は30分。負担が大きいからと手術を避ける時代は過ぎようとしています。

いやむしろ、「手術にしますか? もう1つの治療にしますか?」と聞かれて、「手術の方が楽ちんだから手術にします」と答える時代になってきました。

症例17　肺がん　ロボット手術

毎月何冊も本を買ってしまい本があふれる我が家。この状況を解決すべく、組み立て式の書棚を購入。もう少しで出来上がりという時に、足をひっかけた瞬間に痛みが……。「やっちゃった」と思いながら、見てみると10㎝×5㎝位の出血を伴う擦り傷がありました。マキロンで消毒し、滅菌ガーゼを1枚貼りつけて一段落。血液がついたガーゼを見ながら、あの時のガーゼもこうだったと思い出しました。

1枚のガーゼに少量の血液がついている光景。

それは、手術室で見た光景でした。

親戚の太田さん（仮名）から電話があったのは、手術の行われた1カ月ほど前です。「肺がんの疑いって言われちゃった」「どうしたらいい?」と、いつも落ち着いている太田さんの声がいつになく動揺しています。

メールで画像を送ってもらって見てみると、ステージIの肺腺がんの所見です。早速、肺がん手術の名医のO先生にお願いをすることにしました。そして、親戚ということもあって、手術室に入り見学もさせていただきました。

NASA（アメリカ航空宇宙局）の技術を応用した「ダビンチ」というマシンを使ったロボット手術は、これまでの手術のイメージとはかけ離れたものでした。先生は患者さんに背を向けダビンチに向かって座り、設置された顕微鏡を見るような形で病変を見ながら、左右の指を変幻自在に滑（なめ）らかに動かしていきます。別のモニターに映し出された手術の様子を見ていましたが、出血は全くありません。

手術も終了に近づいたところで、私はダビンチの席に座り少しだけダビンチを経験させていただきました。

一目見てはっと息をのみました。目の前に広がるのは、３Dで映し出された胸腔内の様子。2次元のモニターで見るのとは全く異なるリアルな世界が広がっています。ダビンチ手術の指の動きといい、３D画面といい、まさに未来型の手術です。

手術の後に、ガーゼの重さをはかり出血量を測定します。血液がついたガーゼは1枚。そして、ガーゼの出血量は０・５g以下（０・５㎖以下）。私が家でけがをしたときに思い出したガーゼの光景でした。

手術が終了して間もなく、病室で一息ついた太田さんのもとにO先生が現れました。手術の様子を話し、病状を確認したと思ったらO先生はなんのためらいもなく提案をしました。

「それでは、一緒に病棟を1周しましょう」

突然の申し出に困惑を隠せない太田さんを促して立たせると、O先生は太田さんの体を支えながら病室を出ていきました。

しばらくすると、少し息を切らしながらも太田さんがO先生とともに元気に戻ってきました。すごいスパルタです。でもその甲斐あってかその翌日の午前中に退院となりました。病院滞在時間はわずか22時間。こうして太田さんはあっという間に日常生活に戻りました。

◎根治のパワーを獲得した「放射線療法」

がんの4大治療のうち、手術や化学療法（抗がん剤）に比べて、「放射線療法」はイメージわきにくいですよね。そういう私も放射線科が出題されない年に医師の国家試験を受けたので、本当に深く理解できるようになったのは腫瘍内科医として集学的治療を開始した15年ほど前からです（幸いなことに放射線療法も大きく進化したのがその頃からです）。

放射線治療について皆さんにどうしたらわかりやすく伝えられるかと思いながらテレビを見ていたら、ちょっとひらめきました。

私の日曜日の朝は、7時30分から「がっちりマンデー!!」というテレビ番組で始まります。さまざまな企業が工夫を凝（こ）らして作った商品やサービス、販売手法などを紹介する長寿番組です。

ある日、おもちゃメーカーの「バンダイ」を取り上げていました。たまごっち、ガンダムに続いて、登場してきたのが〝ウルトラマンシリーズ〟です。「えっ、まだウルトラマンってやっているの?」と、ちょっとうれしくなりました。兄弟が兄2人ということもあって、ウルトラQからウルトラマン、ウルトラセブンと男の子が観るような番組に親しんでいたので、進化しながら存続しているウルトラマンシリーズに再会して感無量。ウルトラマンの話はどの世代にもわかってもらえるので安心してお話しできます。

ウルトラマンで毎回ハラハラドキドキさせられるのが、活躍できる残り時間。怪獣と戦っているうちにカラータイマーが鳴りだします。もう時間がない！　だから1発で仕留めないといけません。ウルトラマンは腕をクロスして敵の〝急所〟に狙いを定めて「スペシウム光線」を放ちます。光輝くビームは怪獣の急所を射抜き、飛び散る火花。あっという間に怪獣は倒れます。そして一息ついたウルトラマンはM78星雲に向かって飛び立っていきます。

前置きが長くなりましたが、放射線療法を例えるとまさにこのウルトラマンの「スペシウム光線」なのです。

「**狙ったところに大きなエネルギーを集中して相手を倒す**」ということです。しかし、放射線は派手な〝光線〟と違い、光り輝くこともなく地味で、熱も持ちません。火花も出しません。でも、パワーはかなりのものです。**地味なのにパワフル**なかっこいい治療法です。

それではどうやって、がん組織を破壊するのでしょうか。

ひとことで言うと、「**DNAを傷つけ、切断する**」です。放射線はまったく見えないビームでがん組織を破壊します。

放射線ビームは、身体の中を通り抜け、身体の奥にあるがん細胞めがけて飛んでいきます。

そして、がん細胞にたどり着いた放射線は、強いエネルギーを解き放ち細胞核内に格納されたDNAの鎖を傷つけ切断します。遺伝子の情報が入ったDNAが切れてしまうとがん細胞は分裂することもできず、生きるために必要なものも作れなくなり、そしてしばらくすると死んでしまいます。

放射線療法は、大きく2つに分けると、電磁波つまり「波」を照射するものと、「粒」を照射する粒子線治療に分かれます。放射線療法の多くは「波」つまり、X線やγ(ガンマ)線といった電磁波を使用します。いっぽう陽子線治療は水素の原子核つまり陽子を、重粒子線治療は主に炭素の原子核という粒を照射します。

X線治療などの電磁波を使った放射線療法は、ひとことで言うと「がん細胞は正常細胞よりX線に弱い」という性質を利用しています。悪だくみばかりしていて人を苦しめるがん細胞はさぞかし強いのだろうと思われますが、実はX線に対しては正常細胞より〝弱っちい〟のです。ですから、がん細胞は死ぬけれど、正常細胞は死なない程度の量の放射線を照射して、がんだけを殺します。

そうはいっても、正常細胞とがん細胞とのその差はわずかです。正常細胞ががん細胞より少しだけ放射線に強いだけ。正常細胞が死なない程度を意識して照射すると、どうしてもがんも生き残ってしまいます。そのため、長い間X線による放射線療法ではがんを治すことはできませんでした。延命や、症状を和らげるだけの緩和照射が限界でした。

でも今は、X線治療もがんを根絶できる「根治照射」が可能になりました。がんを治す力がある放射線治療は、胸をはって4大治療の一員ということが言えるようになりました。

それを実現したのは、ピンポイント照射の技術です。「狙ったところだけに大きなエネルギーを集中して相手を倒す」技術です。

◎根治照射・再照射を可能にした「ピンポイント照射」「IMRT」（強度変調放射線治療）

新型コロナウイルスが流行してから、アウトドアブームがありましたね。YouTubeを見ているとやっぱりいました。「虫眼鏡で肉を焼く」人が。5万倍のレンズで太陽光線を肉のある1点に集めたと思ったら、あっという間に焼肉の出来上がり。ビールをお供においしそうに食べていました。

弱い細いX線ビームも虫眼鏡のように1点に集めればとても強い放射線になります。例えば360本の細いX線ビームを360度の方向から放ち、腫瘍のある1点に焦点を定めて放射線ビームを集めたらどうでしょう。周囲の正常組織には1本だけ当たり、腫瘍には360本分が当たることになります。

実際の腫瘍はボリュームを持っているので1点にだけ当てることはできませんが、周囲の正常組織、特に放射線に弱い所には極力当てない形で腫瘍にはがっちり照射することができます。これが、「**IMRT**」です。その他、一気にたくさんの放射線をかける「定位照射」などがあります。ビームはさまざまな方向から照射されるので、焦点からずれている正常組織には弱いビームが少し当たるだけになります。そのため、中心部の腫瘍だけに束となった強いビームを照射することが可能になり、放射線療法だけでもがんを治せるようになりました。

ＩＭＲＴのようなピンポイント照射の登場によって、根治照射だけでなく、放射線治療後の「再照射」も可能になりました。例えば背骨、つまり脊椎（せきつい）への転移に対してＩＭＲＴで治療した後に、近くの脊椎に転移がでてきた場合、これまでの放射線療法（リニアックという装置を使って照射）では近くにできたその病変には照射をすることはできませんでした。脊椎の中には神経の束である脊髄（せきずい）が通っています。そして細長い神経線維でできている脊髄は放射線治療に対してとても弱く、2回分の放射線が当たってしまうと糸が切れたかのように機能的に分断されてしまいます。その結果、重篤（じゅうとく）な合併症である脊髄横断症候群（脊髄内の神経と身体の他の部分との交信が中断される）をきたす恐れがあります。それが医療技術の進歩によって、同じところに大量の放射線があたらないように正確にピンポイント照射することで、2回目の根治照射が可能になったのです。

その他にも、切除不能の患者さんの原発巣への根治照射など4大治療にふさわしいパワーを獲得してきています。

放射線治療の1つである粒子線治療、重粒子線については後ほどお話しします。

◎見えないけれど切れ味の鋭い「γ(ガンマ)ナイフ」

症例18　大腸がんからの眼底転移

「ちょっと右目が見えにくいんです」。大腸がんの古谷さん（仮名）が不安げに数日前からの症状をお話ししてくれました。私が東京共済病院に勤務していた頃の話です。

腫瘍内科の隣の眼科部長の内田先生にご相談すると、いつも通り快くすぐに診てくださいました。眼底検査の結果、大腸がんからの眼底への転移が見つかりました。

急いで、芹沢徹(せりざわとおる)先生に電話しました。芹沢先生は大学の同級生でγナイフの世界的第一人者です。こちらもすぐにご快諾。数日後にはγナイフを実施していただき、1週間後に古谷さんはγナイフの結果をもって来院しました。

改めて眼底の写真を見て「すごい！」と思いました。転移があった場所は「黄斑(おうはん)」からわずか2㎜程度しか離れていません。急に「黄斑」と言われてもわからないですね。「黄斑」は目に映る画像がすべて集中して投影される場所で、傷つくと失明しかねないとっても大切な場所です。

当初はがんが眼底のどこにあるかは気にならず、このままだと失明もしかねないということで急いでγナイフをお願いしました。でも、よくよく見たら黄斑からわずか2㎜。少しでも照射位置がずれたら失明してしまいます。そんなとてもリスキーな（危ない）治療なのに、芹沢先生は治療が終わるまで何も言わずに、終わってから報告してきてくれました。すごい技術です。それなのに全く偉ぶらない芹沢先生に同級生として私の方が鼻高々、古谷さんにちょっと自慢してしまいました。

日本ではγナイフの実績が断トツであること。クリニックというアカデミア（大学や公的研究機関）からは離れた環境でありながらさまざまな学会で発表をし、論文を書き、英語の教科書も書いていることなども伝えました。今だったら、γナイフ学会の会長にも就任したとも付け加えられるのですが……。

γナイフは、もともとスウェーデンの脳外科医ラース・レクセル教授が開発した定位手術と放射線治療を組み合わせた治療法です。

頭蓋底（ずがいてい）など脳の奥深くの腫瘍はどんなに小さくても手術は困難でした。今回のように眼底、ましてや黄斑近くにできた腫瘍の手術なども到底できません。心を痛めていたレクセル教授は、1940年代後半に患部を中心に置いて固定してそこをめがけてメス（ナイフ）を差し込む治療を開始しました。

そして、1952年に本当のメスの代わりに、放射線（γ線）を照射する方法が開発されました。「γナイフ」という名称の所以（ゆえん）です。

日本で最初にγナイフの治験機が東京大学に導入されたのは1990年です。さらにそこから開発が進み、治療可能な治療範囲が拡大し、治療効率も大きく向上し、これまで困難とされていた脳の奥深くの腫瘍も治療できるようになりました。

患者さんはヘルメットのような照射装置をかぶります。そのヘルメットには約200個のコバルトが装着されています。そしてそのコバルトから細いガンマ線ビームが患部を目がけて発射されます。まさに集中砲火です。1本1本のビームは細くそれほど大きなエネルギーを持っていませんが、ヘルメットのあちらこちらから一斉射撃を受ければさすがのがんも死滅します。

芹沢先生も最初に専攻したのは脳外科でしたが、今ではγナイフという見えないメスに持ち替えて手術で治らない患者さんを次から次へと治しています。

◎難治性のがんも撃退「重粒子線治療」

「僕が肺がんになったら、絶対に重粒子線治療を受けるよ」

ＰＥＴ／ＣＴの研究者で読影*の専門家の放射線医学総合研究所病院（現ＱＳＴ病院）の吉川京燦先生を訪ねた時のひとことです。

その年私は大きな決断をし、翌年から慶応大学大学院で経営学を学ぶことにしました。そのキャリアチェンジ前に念のためにとＰＥＴ／ＣＴ検査を自費で受けました。右乳房に所見があると指摘され、セカンドオピニオンを同級生の吉川先生にお願いしました。画像をしっかり見て大丈夫でしょうとなったところで、近況の雑談タイムです。

私からは家族ぐるみで親しくしていた病院の同僚が50万人に1人の確率で発症するまれな肉腫（サルコーマ）でわずか4カ月の経過で亡くなってしまったこと、人はいつ死んでしまうのかわからないのでやりたいことは今やることにしたこと、そして昔から勉強してみたいと思っていた経営学を学ぶため今の病院を退職して大学院に入ることにしたことなどをお話ししました。

吉川先生は、「ここの病院は重粒子線治療をしているのだけれど、本当にすごいんだよ。1

回照射するだけで肺がんが治ってしまう」と熱く語ってくれました。そして、冒頭の「僕が肺がんになったら絶対に重粒子線治療を受けるよ」の言葉が出てきたのです。

放医研病院には、以前私が千葉県船橋市の病院に勤務していた時に肺がんの患者さんに速中性子線治療をしていただいたことがありましたが、それに代わって重粒子線治療という初耳の治療が行われていることを知りました。

吉川先生は東京工業大学を卒業後、千葉大学医学部に入学しました。教養課程時代の難解な大学物理では同級生のほとんどがお世話になった、みんなが一目を置くちょっと大人の存在です。そんな冷静な吉川先生が熱く語る重粒子線治療ってどんなものかと思いながら帰途につきました。

ネットで出てきた、真っ黒なシミが覆（おお）っている舌の写真。そして、その1年後のシミがなくなっている写真を見て、「すごい！」「こんなに効くの?!」と驚きました。あのクールな吉川先生が熱く語る理由がわかったような気がしました。

その写真は、舌にできた悪性黒色腫（こくしょくしゅ）（メラノーマ）の写真でした。

悪性黒色腫といえば、抗がん剤も効かない、放射線も効かない、悲しくなるほど予後の悪いがんです。ほくろのがんなので真っ黒です。リンパ節に転移すると表面からでも黒く見えたり、肝臓に転移して広がると腫瘍から作られるメラニン色素で尿が黒くなります。病状の悪化が患者さんにも目に見えてわかってしまう、そんな最悪な腫瘍として私の頭の中に記憶されていました。

舌にできた悪性黒色腫の治療は手術で大きく病変部位を切除することしか救命はできず、仮に救命できても、術後はおしゃべりも食事もままならない。それが本来この写真の患者さんが経験せざるを得ないはずの病状でした。

しかし実際にはそうはならずに、1年後の写真にはきれいな舌が残っていました。

悪性黒色腫は病状の進行が速く転移しやすい病気ですから、1年後に生きてきれいな舌を見せてくれたということは、完全に治ったという意味です。それが、2枚目の写真を見たときの驚きにつながったのです。

重粒子線治療は、「こんなに難治性のがんさえも治せる!」とても衝撃的な治療法です。私はこの治療にほれ込んでしまったのです。

注釈＊読影：CTやMRI、核医学、レントゲン写真などの画像を高精細モニターで見て、病気の有無や程度を診断し、画像診断書を作成すること。

◎正確だからパワー全開！「重粒子線治療」

重粒子線治療は、腫瘍（がん）の部分にだけを強烈な放射線ビームを照射して根絶させる治療です。この、「**部分だけ**」がキーワードです。粒子という言葉通り、通常の放射線が電磁波であるのに対して、粒子線では「丸い粒」、原子核を使います。

原子核といわれて身構えないでくださいね。ちょっと話がそれるようですが、ここでは説明のため「丸い粒」を使う野球のお話をします。

マー君こと、田中将大(たなかまさひろ)投手が大リーグに行く直前の試合を観に行く機会がありました。その時のマー君のピッチングは本当にすごいもので「打たれる気がしない」、そう思いました。観客席にいても正確に投げられたスピードを持ったボールが、キャッチャーのミットにずっしりとした衝撃を与える様子が伝わってきます。構えたところに正確に投げてくれたとしても、普通の人では到底受け止めきれない重みのある投球でした。マー君が、「シーズン負けなし」を実現したのは、このパワーのある投球とともに、絶妙といえるほど正確なコントロールにあったと思います。

現在の重粒子線治療のボールは炭素の原子核です。マー君の投球と比べるのは少し無理がありますが、そのスピードは光の速さの約80％。猛烈なスピードの炭素原子がターゲットである腫瘍に正確にドンとぶつかります。このスピードがあって重みのあるボールをキャッチャーが受け止めようとしたら、その衝撃で大きなダメージを受けてしまいますね。

重粒子線治療もキャッチャーが受け止めるのと同じように、炭素原子が持つ運動エネルギーをすべてターゲットである腫瘍が受け止めます。その結果、がん細胞の2本のDNAが2本とも切断されて死滅してしまいます。

このように、粒を使った粒子線治療の特徴（特長）は、腫瘍の後ろ（放射線が入って来た方向が前として）にはほとんど放射線が当たらないということです。腫瘍に近接している正常組織の目の前で止まる。まるで空手の寸止めのように止まる。それが陽子線や重粒子線など粒子線治療の特長です。

◎寸止めが利く

膵臓は放射線に弱い十二指腸や胃といった消化管に取り囲まれています。波動砲（アニメ「宇宙戦艦ヤマト」に登場する破壊力の高い兵器）のようなパワーを持った重粒子線治療が消化管にもろに当たったら、消化管に穴が開いてしまいます。そんな過酷な条件であっても、膵臓がんの重粒子線治療に際して消化管とは3～5㎜とほんのわずかな距離があいていればいいとされています。

ここで膵臓がんのすぐそばにいる、胃子さんになってみましょう。胃子さんは、膵臓さんのお腹側のお隣に住んでいます。膵臓さんのところにがんが住みついて、目と鼻の先にがんが来てしまいました。大家さん（患者さん）がうつ伏せになったら背中側にくっついている膵臓さんから少しだけ離れることができました。でもその距離はわずか3㎜です。

そうこうしているうちに治療が始まりました。がんをやっつけるための重粒子のビームが背中側から照射されたのが見えます。ビームがこちらにやってきます。絶体絶命。胃子さんは「もうダメだ！」と目をつぶり覚悟を決めました。でも、胃子さんの下にはビームが届きませんでした。ふと目を開けて見ると、目の前にがんは倒れています。すんでのところでビームが届かず胃子さんは難を免れたのでした。

現在、重粒子線治療として医療応用されている粒子線治療は「炭素線」といって、使っている粒は炭素の原子核です。水素の原子核を用いる陽子線に比べて用いる粒子が重いので重粒子です。

日本には「重粒子線治療施設」と呼ばれている施設が北から山形、群馬、千葉、横浜、大阪、兵庫、佐賀にあります。しかし、千葉のQST病院と兵庫以外は、炭素線に特化した小型の治療施設です。

いっぽうで重粒子線治療を世界で初めて実施した放医研（現ＱＳＴ病院）では、炭素だけでなく、アルゴンやネオンなど、さまざまな原子の核、つまり重粒子を加速して実験をしてきました。このように炭素よりかなり重い粒子さえも加速できるのは、放医研病院のシンクロトロン（円形粒子加速器）の大きさがサッカー場ほどの巨大な施設だからこそです。さまざまな原子核を加速して実験した結果、炭素の原子核が最も医療用に適するということで、現在はＱＳＴ病院でも炭素線を使用しています。

しかし、このような強力な放射線治療である炭素線治療であっても、なおかつ再発してしまうことがあります。そのためＱＳＴ病院では、酸素や窒素などの原子核を混ぜて使用する「**量子メス**」を開発しようとしています。

また、ガントリー（放射線発生装置）という巨大な装置によって、ＩＭＲＴ（強度変調放射線治療）のようにさまざまな方向からビームを照射することができるようになり、これまでより副作用を軽減しながら照射することができるようになっています。

重粒子線治療は、今も進化し続けています。

コラム⑦ 日本発の医療技術「重粒子線治療」を支える内助の功

重粒子線治療がこれほど力を持つのは、重粒子（現在は炭素を使用）、つまり原子核を光の速さの80％まで加速できるからです。具体的には10％まで直線的に加速して、その後シンクロトロンという加速器でぐるぐる高速で回転させながら光の70～80％まで加速します。重粒子を光の80％まで加速するには、シンクロトロン内で正確に同じ軌道をたどる必要があります。ＱＳＴ病院のシンクロトロンは、サッカー場ほどの大きさがありながら1㎜のずれもなく正確に作り上げられているのです。

また、私たち医師が3Ｄプリンターのように設計図を描き、「ここががんの部分だよ」と装置に教えると、設計図通りにがん部分だけに強烈なエネルギーを与えて照射できるようにプログラムされています。

このような繊細な装置を生み出してくれたのは、放医研の研究者、そして日本の4大重電企業（日立・東芝・三菱電機・住友重工）の技術者たちです。日本中から優秀なる技術者たちが集まり、共同でこの壮大な計画を実現していきました。重粒子線を試行錯誤しながら世界で初めて治療にまで昇華させた先生方の功績も素晴らしいのですが、内助の功として彼らの存在も絶対に忘れてはいけません。

◎「化学療法」――細胞障害性抗がん剤

細胞障害性の抗がん剤は、〝**がんは増殖スピードが速い**〟という性質を利用した抗がん剤です。細胞増殖には複数の過程があり、それらの過程をブロックすることで増殖を阻止してがん細胞を殺します。

◎代謝拮抗剤

私のちょっとした自慢があります。何だと思いますか？　ヒントは、「どんなに偉い先生でも診察のご指名をいただくのは難しい」です。

答えは「白雪姫の診察をしたこと」です。

12月のとある日の夕方、東京ディズニーランドの職員用の医務室に、「お腹が痛い」と白雪姫がやってきました。問診をした後、お腹の診察です。具体的には、お腹を触ったり押してみて痛みが強くなるかという触診、お腹の音、つまりお腹のぐるぐるする音を聞く聴診をすることにしました。横になってもらいお腹を出してもらおうとしたところで、困ったことが……。

コルセットが固くしっかりお腹を覆っており、お腹をさわることができません。音も聞くことができません。やむを得ず、無難なところでお薬を処方しご説明。白雪姫はにっこり笑顔を見せてお帰りになりました。

私はうっかり問診で1つだけ聞きそびれてしまったことがありました。

Have you eaten an apple?（リンゴを食べましたか?）

抗がん剤と白雪姫、どんな関係があるのでしょう。

何度もお話ししてきましたが、がんの本質は周りの迷惑など考えずに「どんどん増殖する」ことです。従来の抗がん剤（細胞障害性抗がん剤）は、この〝がんの増殖スピードが速い〟という性質を利用して作られています。

「増殖する」。つまり、分裂して1つの細胞が2つの細胞に増えるということは、もう1個細胞を作るということです。増殖のスピードが速い細胞は、すごい勢いで材料を取り込み、コピーを作っていきます。その材料に毒を忍ばせたらどうなるでしょう。「リンゴを食べたら毒リンゴだった」という状態です。

例えば抗がん剤5FUは、細胞の核を作る材料であるウラシルの5番地にフッ素(F)がついて「毒ウラシル化」したお薬です。ウラシルだと思ってがん細胞はどんどん取り入れながら分裂して増殖しようとします。しかし、毒をあおったがん細胞はその途中で死んでしまうのです。

このようにメカニズムでがん細胞に障害を与えて殺してしまう抗がん剤が「細胞障害性の抗がん剤」です。

細胞障害性抗がん剤は、このような代謝拮抗剤と呼ばれる薬剤の他、DNAの2本の鎖がほどけるのを邪魔してDNAの複製をさせないプラチナ製剤、DNA鎖を延長させる酵素（DNAポリメラーゼ）を阻害するイリノテカンやエトポシド、複数の作用点をもつアントラサイクリン系抗がん剤、細胞が2つに分かれるのを阻止するタキサン系抗がん剤など複数あります。

ここでは広くさまざまながん種で使用されている、タキサン系抗がん剤のお話をとりあげます。

◎タキサン系抗がん剤

研修医1年目の大学病院でのできごとです。診察を終えて少し雑談を始めたところで、初老のAさんが「先生、食べて！」と大福もちを1つ取り出してきました。「うーん困った」「仕事中に患者さんからものをもらって食べちゃっていいのかな〜」「でも、厚意で言ってくれているし、断るのも悪いし……」。一瞬迷いましたが、研修医の私は断ることもできず、一緒に食べることを決断。「それでは、2人で半分こしましょう」と、それぞれが端っこを持って引っ張って2つに分けました。力の加減がよかったのか、均等に2等分できていました。今では、衛生面などから、ベッドサイドで患者さんから提供されたものを一緒に食べるなんていうことはまかり通らないのでしょうけれど、ある意味いい時代でした。

大福もちを2つにする時に、私たちは指で両端から引っ張りました。がん細胞も両端から引っ張ることでプチっと切れて1つの細胞から2つになります。そして両端から均等に力を加えて初めて、この大福みたいに均等に2つになります。

私たちは指を使いましたが、がん細胞は、細胞を2つに分けるための専用の「綱」を作ります。綱引きみたいに両方から引っ張ります。綱は糸をきれいに紡（つむ）ぐことで出来上がります。糸を紡ぎ綱にするのを邪魔して細胞が2つに分裂できなくする薬剤がビンカアルカロイド系、あるいはタキサン系といわれる抗がん剤です。細胞はこの段階で先に進めないとそのまま死滅してしまいます。血液疾患で使われるオンコビン、乳がんや肺がんで使われるビノレルビンはビンカアルカロイド系薬剤、パクリタキセルやドセタキセル、エリブリンなどがタキサン系薬剤で、そしてほとんどの上皮がん（外部との接触がある上皮細胞から発症する腫瘍）で広く使われています。

そして、日本人が開発したエリブリンは、上皮性のがんだけでなく肉腫にも奏功する頼りになる薬剤として世界60カ国で使われています。

◎細胞障害性抗がん剤の副作用

細胞障害性の抗がん剤は、〝**がんは増殖スピードが速い**〟という性質を利用しているというお話をしました。正常細胞の中には、消化管粘膜の細胞、髪の毛の細胞、白血球など毎日のように入れ替わり増殖が速い細胞があり、抗がん剤により障害を受けてしまいます。その結果、粘膜障害による味覚異常や食欲不振、脱毛、免疫を担当している白血球の減少による感染症などの副作用が出ることがあります。中でも脱毛は内面的につらい副作用です。

でもある時、こんなことがありました。東京共済病院の化学療法室質抗がん剤治療を受けていた乳がん患者のAさんが、ニコニコしながら話しかけてきました。

「先生、昨日ね、自転車に乗っていた時に、風でウィッグが飛んでいっちゃったの。あわててすぐに取りにいってかぶったけれど、見ていた周りの人がびっくりしていて」と、何か楽しそうに話してくれました。

達観しているというか、脱毛などものともしないすごい患者さんに思わず尊敬の念を抱きました。でもよくよく考えると、おそらく最初はほかの患者さんと同じようにつらい思いをされたのだと思います。きっとさまざまな葛藤（かっとう）の中で「なんでも心の持ちよう」だと昇華していかれたのではないでしょうか。真の意味でがんに打ち勝つ、がんをものともしない心を獲得したAさんに改めて尊敬の念を抱きました。

食欲のない患者さんを抱えてどうしたものかと悩んでいた時に、「5-FUを使ってから味覚がおかしいけれど、アイスクリームはおいしいの」と教えてくれたのは大腸がんの患者さん。このように化学療法室では副作用の対処法をはじめ患者さんからさまざまなことを教えていただき、学びました。

吐き気は抗がん剤の大きな副作用の1つです。ではなぜ吐き気が出るのでしょうか。正常細胞が障害を受けるので、抗がん剤は毒物として体に認識されているのかもしれません。体には毒性のあるものを排除する仕組み（嘔吐（おうと）中枢）があって、吐き気を催して体の外に吐き出します。そのほか予期性悪心（おしん）嘔吐といって、これから抗がん剤が投与されると考えるだけで気持ちが悪くなったり吐いてしまうことがあります。実際に病院を見たとたんに吐いてしまうという患者さんもいました。こちらは通常の制吐（せいと）剤はあまり効かず抗不安剤の方がよく効きます。

このように抗がん剤を使うと、薬による正常細胞の障害と毒物から体を守る仕組みが原因でさまざまな副作用が出てきます。しかし、副作用を軽減させる方法もたくさん開発されています。多くの場合、抗がん剤の点滴の前に制吐剤の点滴薬を使用し、自宅では飲み薬を使用します。高価な制吐剤を使ってでも最もつらい副作用の1つである吐き気を抑え込みます。ほかに、プリンペランやステロイド、安定剤（抗不安薬）など効果を持ちつつ安価な薬も複数あります。これら安価な薬を上手に取り入れることで吐き気がコントロールできることがあります。

しびれも代表的な副作用の1つです。タキサン系やオキサリプラチンなどのプラチナ製剤の副作用です。タキサン系でしびれが出るのは、末梢（まっしょう）神経に障害が出るからです。神経は神経細胞から電線の役割をする軸索（じくさく）というものが延びています。この軸索の機能を微小管が担（にな）っていて、微小管に対してタキサン系薬剤が障害を起こすためしびれなどの副作用が生じます。この副作用を予防するために、抗がん剤の点滴中に手や足を冷やして血流を低下させ、手足に抗がん剤が来るのを減らすという取り組みもあります。

副作用のことを書きましたが、患者さんや薬剤によっては副作用が軽いとか、副作用がほとんどないこともあります。

抗がん剤にはさまざまな選択肢があります。副作用に弱いとか副作用が心配で治療が受けられない患者さんは、効果は少し弱くても副作用が軽い抗がん剤を選択するという方法もあります。主治医の先生に相談してみてください。

コラム⑧　抗がん剤は怖くない

２０１１年に、慶応大学放射線科の近藤誠先生が出版した『抗がん剤は効かない』という本がベストセラーになったことがありました。この現象を見て、いかに多くの人々が「抗がん剤は副作用がとても強いもの」で、「日常生活ができなくなる」、だから「抗がん剤治療はやりたくない」と思っているのかなということがわかりました。

40代前半の深沢さん（仮名）は、さっぱりした感じの元気な女性。いつも何気ない会話にホッとさせられる患者さんでした。深沢さんは乳がん治療のセカンドラインのナベルビンという静脈注射の治療をしていました。「セカンドライン」というのは、最初に使用した薬剤の効果がなくなり2番目に使われる抗がん剤治療のことです。静脈注射なので前投薬（副作用をとるための薬）を入れても30分程度で治療は終わります。抗がん剤の注射は漏れたら大変なので、医師が実施します。抗がん剤を入れ終わって、深沢さんに何気なく

「スポーティーな服装ですね」と話しかけました。

その返事は「はい、これからバドミントンをしにいくの」でした。

バドミントンはスポーツの中でも結構激しいスポーツの1つです。でも、とっても楽しい。

ここでお伝えしたいのは、抗がん剤治療をしたからといって、すべての患者さんが副作用で苦しむことになるとは限らないということです。好きなことを楽しみながら治療できる患者さんもいるのです。

もちろん、患者さんによって程度の差があります。一概にはいえませんがジェムザール（ゲムシタビン）やTS-1（S-1）のような抗がん剤は比較的副作用が弱く、ほとんど症状が出ない患者さんもたくさんいます。ですから、抗がん剤は絶対に嫌だと拒絶する前に、「副作用がとても怖くてやりたくないと思う患者にも使えるような、比較的副作用の少ない抗がん剤がありませんか？」と主治医の先生に相談していただきたいと思います。

がんは一筋縄ではいかない強敵なので、主治医の先生が勧めるような効果の高い薬剤を最初に使った方がいいのですが、抗がん剤を怖がって「何も治療をしない」よりは、少し効果が落ちても副作用の少ない抗がん剤を使って治療する方が断然いい選択なのです。

◎「こんなに効くの?!」分子標的薬の衝撃

今日も晴天。真っ青な空を見ると、息子が小学生の時の運動会を思い出します。その靴を履いたからといって1等賞がとれるわけではないのに、「瞬足」なる名称の運動靴を所望する我が子。甘々ママだった私は購入即決です。俊足をもじった「瞬足」ですから足を紐できっちり固定すると思いきや、使われていたのは脱いだり履いたりもらくちんなマジックテープ。マジックテープもずいぶん進化したなって思いました。

ところで、このマジックテープはあるものがヒントになっているのを知っていますか？　答えは「ひっつきむし」。「ひっつきむし」は種子の表面がフック上になっていて、ループ（輪っか）状になっている衣類や動物の毛に引っ付きます。マジックテープをよく見ると、片側にはフック状のものが並び、もう片方にはループ状のものが並んでいます。ひっつきむしは、種子を広い範囲に運んでくれる動物の毛がループ状になっていることをあたかも知っているかの如く、それに合わせてフック状のとげとげを表面につけています。自然界は人間がマジックテープを考え出すはるか前にさまざまなところでその構造を使っているのです。

自然は巧妙だと感じさせられましたが、がん細胞もひっつきむしに勝るとも劣りません。

がん細胞の表面にはひっつきむしのフックに相当する受容体（レセプター）というものがたくさん配置されています。そのフック（レセプター）に、ループに相当するものを装備した増殖因子がひっかかります。そして、増殖因子のループが「カチッ」とレセプターのフックにはまるとレセプターにも変化が起きます。あたかもロケットの発射ボタンが押され、点火装置が作動するかのように、「カチッ」という合図をもとに「増殖しなさい」というシグナルが細胞内そして核に伝わってがんは分裂を開始します。分裂を開始したがん細胞は1個が2個に、2個が4個にとどんどん増殖し大きくなっていきます。

しかし、これまでやられっぱなしの人間も黙ってはいません。がん細胞がそうくるならこちらもと、この増殖メカニズムを解明しその対抗策を作り出しました。「レセプターを狙い撃ちして阻止しよう！」。そう考えて開発されたのが「分子標的薬」の始まりです。

症例19　肺がん　多発肺内転移

私が初めて体験した分子標的薬、それは肺腺がんに対する分子標的薬ゲフィチニブ、商品名「イレッサ」です。患者さんも私たち医師も待ちに待った新兵器でした。そして、その効果をひとことで言うと、「靄(もや)が晴れた」でした。それなりの期待はしていたものの、これほどのものとは思いませんでした。

イレッサを投与する前の中山さん（仮名）の胸部レントゲン写真は、無数の肺転移で覆われ、靄がかかっているようでした。レントゲンではX線を素通りする空気は黒く映り、通りにくいものは白く映ります。空気をたくさん含む肺は黒っぽいのですが、中山さんの肺は靄がかかったように全体的にあわく白っぽくなっていました。

その中山さんにイレッサを投与した1週間後、副作用チェックのための胸部レントゲンをとりました。一度見て、もう一度中山さんのレントゲンなのかを確かめました。そこには正常な人の肺とほとんど変わらない肺の姿があったからです。

登山をした時、山頂で、眼下にかかっていた朝靄（あさもや）が日の出とともにパ〜っと消えて晴れていったのを思い出しました。

エキサイトする気持ちを抑えながらレントゲンの説明をしていくうちに、患者さんとご家族の表情が晴れていくのがわかりました。

わずか1週間。しかも、イレッサを1日おき（隔日投与）にしていましたので、3錠しか飲んでいません。朝靄がかかってご来光は無理だろうとあきらめかけた時に顔を出し、みるみるうちに朝靄をかき消したお日様と同じパワーをイレッサに感じました。

コラム⑨ 厚労省の粋な計らいが裏目に出てしまった「イレッサ」
――薬害事件を乗り越えて

2002年、内服抗がん剤「イレッサ」（ゲフィチニブ）の登場は肺がんの治療を劇的に変化させ、予後を大幅に改善しました。

そんなイレッサも発売早々危うく姿を消しかねない大ピンチに襲われました。厚労省と製薬企業の粋な計らいが仇になってしまった「イレッサ事件」。「スピード審査」と「薬価*収載前発売許可」という異例尽くしの計らいが新薬イレッサの存続を脅かしてしまったのです。

イレッサ事件とは、「イレッサの致死的な副作用間質性肺炎」の発症が相次いだ事件のことです。後に間質性肺炎で亡くなった患者さんの遺族などが提訴し「イレッサ訴訟」というものが起きました。「間質性肺炎？」って思いますよね。耳慣れない肺炎ですが、新型コロナウイルス感染症で起きる肺炎は間質性肺炎です。免疫細胞がたくさんいる肺の「間質」というところで免疫の異常が起きて発症します。新型コロナウイルスによる肺炎も、免疫の暴走によるものです。

2000年、日本でがん死亡の1位となった肺がんですが、その治療薬であった従来の細胞障害性抗がん剤では治療開始後半分の患者さんが開始から1年足らずで亡くなるという状況にありました。

そんな中、承認され発売となったのがイレッサでした。新薬イレッサはがんの増殖にかかわる分子だけに作用する分子標的薬です。副作用の少ない「夢の薬」とマスコミで大きく取り上げられていました。

２００２年１月25日、抗がん剤として認めてくれるようにと製薬企業から厚労省へ薬事承認申請が行われました。厚労省も早く患者さんに有効な薬を届けようと、わずか半年という異例のスピード審査で７月５日に薬事承認が下りました、そしてその11日後の７月16日に世界に先駆けて日本で販売が開始されました。この販売日も異例でした。薬価収載され保険診療の対象になったのは８月30日です。その６週間も前に発売が開始されたことになります。

この時のことはよく覚えています。肺がんの患者さんやご家族からは、発売されたイレッサを処方してほしいという要望がありました。しかし、私が勤務していた公的医療機関では*保険収載されてから保険診療をすると決められていました。

ほとんどの公的医療機関が保険収載の完了する９月１日を待つことになり、結果、それを待てない患者さんは近くの開業医の先生に処方をしてもらうことになりました。

例えば整形外科など専門の診療科ではない医師も処方することになり、副作用チェックがほとんどされない状態で患者さんは内服を続けることになってしまいました。

９月に入り、私も待ってましたとばかりにイレッサの処方をしました。処方してしばらくすると確かに何人かの患者さんに間質性肺炎が起きました。しかし副作用チェックとして１週間に１度はレントゲンをとっていましたので、休薬や若干のステロイド投与で重篤（じゅうとく）になる患者さんはいませんでした。

冒頭でお話ししたように、イレッサ自体が問題ではなく、呼吸器内科の専門家による観察がなされないことにより副作用の発見が遅れたことが問題でした。厚労省が粋な計らいで良かれと思って実施した保険収載前の発売（自費処方の許可）が仇になってしまったのだと思いました。

しかし、厚労省の「少しでも早くに患者さんによい医療を届けたい、そして救いたい」という思いは、医師の思いと同じだったと今も思います。

原告の患者さんが間質性肺炎で亡くなったのは事実です。でも、残念ながら患者さんの予後はイレッサを実施しなかったとしてもあまり変わらなかったと思います。この当時イレッサを処方された患者さんはすでに他の抗がん剤で効果があるものがない病状でした。間質性肺炎あるいはそれ以外の副作用でイレッサを中止した患者さんがいましたが、すぐに病状が戻ってしまい、肺がんの病名で亡くなりました。

あれから20年。イレッサで耐性となった（効果がなくなった）肺がん患者さんにも奏功する分子標的薬が開発され、50％以上の肺がん患者さんが単剤でも3年以上、イレッサと化学療法の併用で4年以上の生存を果たすようになりました。優れた医療、患者さんを救う医療が確実に患者さんに届いています。

新しい医療には痛恨となるような予期せぬ重大な失敗もあります。でも、だからといって「新しい優れた医療の火を消してはいけない。失敗から学び、多くの患者さんを救うことこそが償（つぐな）いになる」と、イレッサは語っているように思います。

注釈＊薬価収載：販売が厚労省によって認められた医薬品に対し、厚労省が定めた薬価基準（価格の一覧表）に公定価格として記載すること。この手続きを行うことによって「健康保険」が適用となる。

注釈＊保険収載：「治療として安全性と効果が実証されている」ものだけ保険適用とされる。

◎備え持つ治る力を利用する「**免疫療法**」

がんの免疫療法は、長い間理論通りには治療成績があがらず、治療法として認めてもらえませんでした。それどころか免疫療法に批判的な医師たちからはインチキ呼ばわりさえされる日々が続きました。

免疫療法を熱心にやっていらっしゃる先生方は大学で外科系の医師をされていた先生がほとんどです。手術だけでは治らない患者さんをどうにか治そうと大学や研究所で研究を重ね、その成果を臨床で実践してきました。患者さんの一縷（いちる）の望みをどうにかして叶（かな）えてあげたいという思いでよく勉強され、医師でありながら大きな経営リスクを抱えながら日々努力をされています。少なくとも私が出会った先生方はそうでした。ですから、私にとってもなにかやるせない悔しい日々が続いていました。

そんな中それを打ち破ってくれたのが、「**免疫チェックポイント阻害剤**」です。免疫チェックポイントの発見と免疫療法への応用で、治らないがんに苦しむ多くの患者さんを治し、その功績でこの治療法を開発した本庶佑（ほんじょたすく）先生は米テキサス大MDアンダーソンがんセンターのジェームズ・アリソン先生とともにノーベル医学生理学賞を獲得しました。

これまでの3大治療、手術、化学療法、放射線療法に次いで、第4の治療法が確立した瞬間でもありました。

この第4の治療法、免疫療法の確立は、極めて重要な意味を持ちます。「重要な意味」、それは「**腫瘍免疫**」という**がんを排除する仕組みが体に備えられている**ことが証明されたことです。

免疫療法は、従来の3つの治療法とは本質的に異なる治療法なのです。なにが違うと思いますか？

3大治療が「人工的にがんを排除する」治療法であるのに対して、免疫療法は「体に備わった**自然の仕組みを利用する**」治療法であるということです。免疫療法はすでに神様から与えられた腫瘍から身を守る仕組み、人知を超えた仕組みをサポートする治療法なのです。

◎最悪のがんが薬で完治！

症例20　悪性黒色腫（メラノーマ）

放射線医学総合研究所病院（現QST病院）の外来で、膵臓がんの患者さんの診察が一段落したところで、同席していた奥様の川本さん（仮名）が体験された悪性黒色腫（メラノーマ）の治療の話になりました。

悪性黒色腫に罹患したのは、8年前。そして、免疫チェックポイント阻害剤（オプジーボ一般名ニボルマブ）の治験を受けたといいます。

「えっ、本当ですか？」と思わず声を上げてしまいました。

前述したように、悪性黒色腫で投薬を受けなければならないような患者さんは1年生存率でさえほぼ0％です。このような患者さんが、８年後のこの時、何もなかったかのように元気にお話をしているのです。しかも何年も前に治療は終了していました。

顔色のいい川本さんのお顔を見ながら、「本当に良かったですね」と声をかけました。免疫チェックポイント阻害剤の威力を体感しながら。

「重粒子線治療」のところ（１４９ページ参照）で紹介したように、悪性黒色腫は化学療法も抗がん剤もほとんど効かない極めて難治性のほくろのがんです。わきの下や足の付け根にリンパ節転移をすると皮膚の表面からでも黒く転移したリンパ節が見えてしまいます。

また進行も速く血行性転移もする腫瘍で、肝臓に転移して広がると腫瘍から作られるメラニン色素で尿が黒くなります。病状の悪化が患者さんにも目に見えてわかってしまう、そんな最悪な腫瘍として私の頭の中に記憶されていました。今も学生時代に見せられた悪性黒色腫患者さんの写真が目に浮かんできます。

川本さんが治ったということは、「こんな最悪の腫瘍でさえ完膚なきまでに叩き潰し、完全に排除する仕組みが体に備わっている」ことを意味します。

それでは腫瘍免疫としてそんなパワーを持ち合わせていたのに、なぜ、それが発揮できずにがんに蝕まれていたのでしょう。なぜ免疫チェックポイント阻害剤がその能力を引き出すことができたのでしょう。

◎長期に効果が持続する免疫チェックポイント阻害剤

免疫療法と免疫チェックポイント阻害剤についてお話しします。

免疫はひとことで言うと、**異物を除去する仕組み**です。免疫細胞は、「これは異物だ」と自己と異なるものを認識し、身体の中をぐるぐる回って異物を発見し、そこに集まって攻撃します。でも、発見した免疫細胞が1人で乗り込んで攻撃するようなことはしません。そんなことをしても数多くの異物細胞（がん細胞）を倒せるはずがありません。

それでは、どうしているのかを見てみましょう。

ここの登場人物は、特徴のある目印@をもった「がん細胞A」、がん細胞Aをよく知っている樹状(じゅじょう)細胞先生（DC先生）、教え子のリンパ球君たちです。DC先生は、何も知らないリンパ球君たちに「がん細胞A」とはこういう目印@をもった細胞だよと教えます。教育を受けたリンパ球君たちは身体の中をぐるぐると巡って、がん細胞Aを探します。そして、見つけました！　あの目印@を持つがん細胞Aです。リンパ球君たちはがん細胞Aのもとにどんどん集まります。そしてがん細胞Aに総攻撃が開始されます。がん細胞Aの砦である細胞膜にはいくつもの穴が開き、ついにがん細胞Aは死んでしまいます。

川本さんにもがん（悪性黒色腫細胞）を排除する免疫細胞（DC先生とリンパ球君たち）は体の中にたくさん準備されていました。でも、がん細胞Aと同じ性質を持っているのにずるがしこいがん細胞Bは、〝隠れ蓑〟を着て目印@を隠して正常細胞を装い、リンパ球君たちから見つからないようにしています。スパイだったら息をひそめてなのですが、がん細胞は見つからないという確信があるのでしょう。どんどん増殖するのです。がんのことを「よくない顔つきの細胞」と言うことがありますが、がん細胞の表面には、正常細胞が持たないような変な目印がたくさん付いていて悪い顔をしています。普通だったら近くを通ればすぐに「樹状細胞先生に習った敵だ！」と気が付くはずなのに、がん細胞Bは隠れ蓑を着ているのでリンパ球君たちはがん細胞Bを見つけられず、素通りしてしまいました。

そこに、免疫チェックポイント阻害剤が登場します。免疫チェックポイント阻害剤が隠れ蓑をどんどん剥いでいき、目印@が露呈したがん細胞Bは瞬く間にリンパ球君たちに見つかって取り囲まれ、総攻撃をしかけられます。そして、あっという間に死滅していくのです。

川本さんの悪性黒色腫は、免疫チェックポイント阻害剤がとても効きやすい腫瘍であったことも彼女にとって幸運でした。なぜならば、前述のように悪性黒色腫はがんの中で一番悪い顔をしているがん種で、たくさんの目印が細胞の表面に出ていました。

悪性黒色腫の多くは、日の光の中に含まれる紫外線がＤＮＡ（遺伝子）を傷つけることによって発生します。日光に当たる時間が長いと、傷がたくさん入ります。また、足の裏のほくろが悪性化することもあります。それは、毎日何千回とそのほくろを踏みつけダメージを与え、ＤＮＡを繰り返し傷つけているからです。

こうして、細胞が繰り返し刺激を受けることで、ＤＮＡにたくさんの傷が入ります。しかし、長いＤＮＡの鎖のどこに傷が入るかは決まっていないのでランダムに数多くの傷が入ります。ＤＮＡはタンパク質を作るときの設計図なので、数多くの傷が入ったＤＮＡからは、たくさんの異常タンパク質が作られ、その一部が細胞の表面にはたくさんの目印として顔を出します。目印がたくさんあるのですから、ＤＣ先生方も頑張って、その分たくさんの種類の攻撃用のリンパ球君たちを教育し、リンパ球による攻撃準備体制が出来上がります。ここまで準備ができているので、後は免疫チェックポイント阻害剤が隠れ蓑を剥がしてくれさえすれば、がんにアタックし、がんとの闘いに勝利できるのです。

今は、遺伝子の傷がどの程度なのかを調べるＴＭＢ（がん遺伝子パネル検査）という検査があります。また、遺伝子の傷を修復するためのＭＭＲという遺伝子がちゃんと働いているかを調べる検査もあります。

ＭＭＲ遺伝子に異常がある患者さんは、遺伝子に傷が入ってもその修復が進まずＤＮＡにたくさんの傷が入ったままになりがん化していきます。こうしてがん細胞はどんどん作られてしまいますが、通常はそういう悪い顔をしたがん細胞がいれば自然と腫瘍免疫で排除されます。結果的に、隠れ蓑で正体を隠す能力を獲得したがん細胞だけが居残ります。そして増殖し、がんとして発症します。

ＭＭＲ遺伝子異常の患者さんはさまざまながんを発症しますが、どのがんであっても免疫チェックポイント阻害剤の奏効率はとても高いので、がんの種類にかかわらず保険適用になっています。

◎がんは難敵、がんの微小環境

このように、最も悪いタイプのがんさえも治す力のある免疫療法ですが、その道のりはまだ途上です。がんは自分たちを免疫細胞から守るための環境を作っていきます。これを「がんの微小環境」といいます。例えば膵臓がんでは、その微小環境は何重もの（腫瘍）免疫抑制の仕組みがあります。その結果、膵臓がんでは免疫チェックポイント阻害剤はほとんど効きません。オプジーボでは奏効率０％、オプジーボ＋ヤーボイ（一般名イピリムマブ）でも奏効率は５％

以下です。

免疫療法が効かないということも膵臓がんが難治性の高い腫瘍とされている理由の1つになっています。

膵臓がんをはじめがん治療を専門として研究をしている先生方の中には、この微小環境を克服すべく日々研究をし、臨床試験を試みている先生もいます。奏功が見込める薬が見つかったり、作れたとしても必ずしも製薬企業の協力が得られるとも限らず、医師主導治験をしている先生方もいます。

私はがん患者さんをこのような「がんの克服をライフワーク」とする先生方に紹介し、協力することで、患者さんを治すお手伝いをしています。

生化学の基礎研究をしていた医学部の大学院生時代に見た、優秀な先生方がプライベートな時間を削(けず)りながら、患者さんのために日々努力されている姿が目に浮かびます。また、基礎の素養のおかげで効果が出やすい患者さんがどんな病状の方なのかもある程度わかります。そういう効果が見込める患者さんを選択して治験をお願いすることで、新しい薬が患者さんに届くことを促進できるのではないかと思っています。これもセカンドオピニオンの役割だと思います。

第6章　過不足ない理想の医療「ＩＶＲ（局所療法）」

◎少ない薬（抗がん剤）で効果は絶大、「動注化学療法」

ＩＶＲというのは、画像診断技術を持つ医師が画像を見ながらがんのある部分だけの治療をする「局所療法」です。私の医療の特徴の1つに通常の先生よりＩＶＲを多く用いるということがあります。なぜ、ＩＶＲを好んで実施したのでしょうか。それは、医療は少なからず患者さんの身体の負担になりますので、〝**過不足なく**〟が原則だからです。

腫瘍が現局していて明らかに腫瘍がそこにしかいない場合、全身化学療法は本当はやりすぎなのです。抗がん剤を使うにしても動注化学療法で腫瘍のある所だけを治療した方が理にかなっていて、圧倒的に患者さんの身体への負担が少なくてよい治療なのです。

◎動注化学療法には根治させる力がある

お洗濯の時、汚れのひどい襟や袖口の汚れはどうしてますか？　洗剤の原液をそのままつけてごしごしもみ洗いをする方が多いと思いますが、それは、「濃いと効果が強い」と無意識に認識しているからですよね。そしてもう1つ、「頑固な汚れにつけ置き洗い」をしませんか？　「長時間さらされると効果が強い」ことも皆さん知っているからです。

抗がん剤も同じです。ほとんどの抗がん剤は濃い方が効くし、長時間の方が効きます。

抗がん剤は、「濃度依存性」と「時間依存性」の2つの側面があって……などと言われると身構えてしまうと思いますが、皆さんの日常生活の中で「濃い方が効く」とか「長時間の方が効く」というのは実感していると思います。

それなら「抗がん剤もそのように使えばいいんじゃない?」ということなのです。そうはっても、「洗剤と抗がん剤を同じにするな!」とエビデンス大好きな先生方には怒られてしまいそうで、悩みどころです。でも、ここでひるんではいけません。動注化学療法は立派な保険診療です!

抗がん剤の濃い薬を入れる方法として、「動注化学療法(動注)」のお話をします。

動注は、カテーテルという細い管の先端から原液に近い濃い抗がん剤を腫瘍めがけて注入する治療法です。カテーテルの先端は、腫瘍のすぐそばの腫瘍に栄養や酸素を送っている動脈の中にあります。汚れのひどい襟や袖だけに濃い洗剤を塗るように、抗がん剤を腫瘍だけに振りかけます。すぐそこにいる腫瘍だけにかかればいいので体内に投与される抗がん剤の量は少量で済みます。量は少ないのに効果は絶大。そして、量が少ないので副作用も少なく、全身の負担は少ないものになります。

これから私の心に残る、動注を実施した患者さんについてお話します。

症例21 根治不能 巨大肺腺がん

「これからの患者さんのために、母を解剖してください」

お母様を亡くしたばかりの娘さんからの、悲しみをこらえながらのお申し出でした。

60代の大塚さん（仮名）は肺腺がん。今よりは剖検（亡くなった後の病理解剖）は多かった時代ですが、それでも「肺腺がん」と診断がついている場合は、解剖のお願いをこちらからすることはありませんでした。

「これまでヒポクラテスの時代から、心ある患者さんやご家族のご厚意により病理解剖が行われ、1つ1つの石の積み重ねが山となるように、その知見の積み重ねによって現在の医学を作り上げられてきました……」

患者さんには、この言葉から始まるお話で、剖検のお願いをしてきました。

剖検は本当に気が引けるお願いです。主治医としてとてもつらい仕事です。解剖のお願いの前には、いつも必ず「結果を次の患者さんのために生かす」と強い気持ちをもってお願いしていました。ですから、娘さんからの提案に少し驚きながら、深く頭を下げてすぐに病理の先生に連絡をしました。

その当時の肺腺がんの治療は、ＭＶＰといってマイトマイシン（Ｍ）ビンデシン（Ｖ）シスプラチン（ＣＤＤＰ-Ｐ）の3剤を使うレジメン（薬の組み合わせ）の全身化学療法のみでした。大塚さんは吐き気や脱毛の副作用に耐えながらも治療を続けましたが、がんの大きさは変わりませんでした。このままつらい治療をして延命をしてもつらい時間だけが長くなってしまうと思い悩みました。

そこで、論文や学会で効果が見込めると発表があった動注療法を放射線科の先生にお願いすることにし、すぐにご快諾をいただきました。放射線科のＴ先生は読影技術もそうですが、動注の技術も素晴らしいもので、あっという間にカテーテルを腫瘍の栄養血管にまで進めました。そして、ＭＶＰレジメンと同じ薬剤をゆっくり静注して終了しました。

しかし、その後残念ながら大塚さんは肺炎を併発して亡くなりました。そして冒頭のように娘さんから剖検のお話があったのです。

1時間後、解剖室にいました。解剖開始の一礼に続き、皮膚にメスが入ります。でもその場面はいつも正視することができません。主治医として愛情をもって診てきた患者さんです。亡くなった患者さんの体にメスが入ることがとてもつらいのです。

大塚さんのときも少したって、体の中が見える段階にきてから剖検に参加しました。

そして、間もなく驚きの光景を目にしました。

本来は白く固いソフトボール大の腫瘍があるはずでした。しかし、そこにはその姿はなく、跡形もなく消えていました。残されていたのは、ドロドロになった壊死組織のみです。全身療法ではびくともしなかった腫瘍であっても、投与法を変えることで全滅させることができることを物語っていました。

動注の威力にただただ驚きました。そして、確信しました。

「**動注には根治させる力がある**」

これは、娘さんのご厚意がなければ知ることのできないことでした。私が動注という強力な武器を獲得できたのは、この剖検の結果であり、そして剖検を申し出てくださった娘さんのおかげです。

その後「はじめに」でも紹介した善本さんをはじめ、動注で完全なる局所制御を遂げて、それが根治につながった患者さんも少なくありません。

まさに、心あるご家族のご厚意による剖検が貴重な医学的知見を与え、次の患者さんの救命につながったのです。

コラム⑩　集学的治療の肝は名医の先生方の気概

「治らないと言われたがん患者さんも治したい！」という私の想いに、名医と呼ばれる先生方が共感してくださり、治療をしていただく過程で、自然に私と先生方をつなぐ構造、ハブ＆スポーク型の**名医ネットワーク**ができました。現在その道のエキスパートといわれる先生方のネットワークは北海道から九州、沖縄まで全国に広がっています。

本文中でも紹介しましたが、患者さんのことが気になって、治療（手術、動注、ラジオ波など）を名医の先生のご了承を得て見学させていただくこともあります。実際に先生方の無駄のない動きや過不足ない治療を目の当たりにすると「なぜ治るのか」がよくわかってきます。そしてそれを次の患者さんに役立てることができます。心の中で大切な患者さんをこの先生にお任せしてよかったと思います。

名医の先生方のすごいところは、単に治療をするだけでなく、治療用の医療機器（デバイス）を開発していることが珍しくないということです。

例えば動注を繰り返し簡便に行う「System-I（システムアイ）」は、久留米中央病院の板野哲（いたのさとし）先生が開発しました。大きな肝細胞がんも動注だけで長期の予後延長が可能でしたが、繰り返しの動注は患者さんにとって大きな負担でした。板野哲先生は繰り返し動注をするにはどうしたらいいのかを考え抜き、この「システムアイ」の開発にたどり着きました。

動注は治療自体よりも動注後の止血が大変で、治療後数時間、患者さんは止血のための重しをつけてじっとしていなければなりません。そのため入院も余儀なくされていました。「システムアイ」は動脈に設置する目からうろこのような簡便なシステムですが、動注後の止血操作が不要になり、外来でも動注が可能となったのです。

こうして、名医の先生方と患者さんの治療を通じてお付き合いさせていただき感じることは、臨床能力だけでなく人格も素晴らしいということです。すごい腕を持ち、これまでは考えられないほどの結果も出していらっしゃるのに、とても謙虚でこちらが恐縮してしまうほどです。

「治らないと言われたがんを治す」。この極めて難しいミッション（使命）を可能にしているのは、患者さんの「治りたい」という切実な気持ちと、それに応（こた）えようと真摯（しんし）に日々研鑽（けんさん）していらっしゃる先生方の努力があってこそなのです。

◎根治まで何度もできるラジオ波・マイクロ波焼灼術治療

ラジオ波焼灼術治療（以下ラジオ波治療）をイメージしやすく表現すると、「がんに焼け火箸を刺す」です。実際は、火箸の代わりに直径1・5㎜の冷えた針（電極針）を超音波やCTで見ながら腫瘍に刺します。そして、正しい位置に刺さっているのを確認した上で、高周波で熱を発生させて針を熱します。電極針は火箸のように高温になり腫瘍は焼けてしまいます。ラジオ波治療に使うのは450㎑の高周波です。参考までにNHKラジオ東京第一放送は、594㎑の電波を使っています。ラジオで使っている周波数と同じ高周波を使っていることが〝ラジオ波〟といわれる所以です。

マイクロ波はラジオ波と似ていますが、イメージは「体内電子レンジ」。火箸から電子レンジ。戦前から戦後くらいの進化を感じますね。

マイクロ波治療で使うのは電子レンジと同じ2450㎒の高周波です。1秒間に24億5000万回も水分を振動させることによって生じる摩擦を利用して熱を発生させます。

日本は、ラジオ波・マイクロ波治療大国です。世界で一番症例数が多く、年間3万8000件と、2位のアメリカ1万4400件の2倍以上で断トツの症例数です。そしてそれは、日本で毎年症例数1位を獲得しているラジオ波の名医として、世界中にその名が知れ渡っている順天堂大学病院の椎名秀一朗先生の存在が大きいのです。

◎強力な助っ人、ラジオ波・マイクロ波焼灼術

そんな椎名先生との出会いは、10年前のことです。

東京共済病院で同じ医局の瀧山亜希先生はとても明るくて話しやすい先生。そんなこともあっていろいろな話をする中で、前述の膵臓がん肝転移7個の桜井さん（仮名）のラジオ波治療（50ページ参照）のことを相談するでもなく話しました。

「それだったら東大に椎名先生というラジオ波のすごい先生がいるんです。何個でも肝転移を治療してくれるんです。10個でも20個でも」

瀧山先生はそれに感動して学生時代から椎名先生の研究室に出入りするなど、外科に入局した今でも交流があるということでした。ぜひ椎名先生にお会いして治療のことでご相談したいと話すと、瀧山先生は快く紹介してくれました。

椎名先生が教授として赴任されて間もない順天堂大学病院を訪れたのは夜の8時を過ぎていました。外来日は、夜の9時まで診察が終わらない先生です。指定の外来日以外も外来、検査、

治療、医局員の指導、そしてラジオ波治療の第一人者としてのお仕事。とにかくお忙しそうで指定された時間が夜の8時でした。

医局に行くと椎名先生が疲れた様子も見せずににこやかに迎えてくださいました。早速、ご相談。患者さんの造影CTで7個出てきた肝転移が肝動注で見えなくなったこと、エコーで見ると3個残っていることなどをお話し、ラジオ波治療をすぐにご快諾いただきました。帰りがけ、それは申し訳ないからと辞退しましたが、私が持参した大きなレントゲン袋をもって椎名先生が駐車場まで送ってくださいました。すごい先生ほど細(こま)やかな配慮をしてくださるものなのだと改めてすごいと思ったのでした。

椎名先生に相談した患者さん・桜井さんの膵臓がん肝転移に対するラジオ波は無事に終了し、その報告書と造影CTをいただきました。エコーで肝臓内をくまなく検査し、残っている肝転移病変はすべて焼灼されていました。局所進行膵がんを重粒子線治療で根治したかと思ったのもつかの間、その2カ月後に多発肝転移ステージⅣ[4]になった桜井さんでしたが、こうして残存病変0の状態になりました。

造影CTの様子を見て、報告書を読み、再度造影CTをゆっくり見て息をのみました。焼灼された病変のすぐお隣には心臓がありました。電極針が心臓に刺さったら大変なことになります。椎名先生とお話した時には、心臓に近いことに何か言うでもなく、いともたやすく「治療しますよ」という言葉だけだったのに。

それから、2年ほど経った頃でしょうか。私のもとを別の患者さんが訪れました。ブランド病院の1つであるT病院では、「位置的にラジオ波は難しい」と言われてラジオ波治療はしてもらえなかったとのことでした。造影CTを見て桜井さんの肝転移を思い出しました。その患者さんの肝転移は桜井さんと全く同じ場所にあったからです。

そのことを椎名先生に話すと、「T病院のベッドは動かないからね」という答えが返ってきました。他の病院のラジオ波用ベッドの性能まで知っているなんて、さすがです。

その後、私は放射線医学総合研究所に転勤し、膵腫瘍の重粒子線治療の担当になったので、椎名先生とご一緒する機会はありませんでした。しかし、しばらくして内部の人事異動で肝腫瘍の臓器責任者となり、再び椎名先生のラジオ波のお世話になるようになりました。重粒子線治療の弱点をラジオ波治療で補ってもらい、ラジオ波が苦手なところは重粒子線治療にご紹介をしていただきました。

手術、ラジオ波治療、放射線療法、動注という**局所療法はライバルではなく、お互いに助け合う同志の関係**にあるのです。

第７章　革新的がん治療——２つのニューフェイス

◎蛍色（ほたるいろ）の光でがんだけを破壊！　「光免疫療法（PIT）」

光免疫療法は私にとって思い入れの強い治療法です。前述したように、開発者の小林久隆（こばやしひさたか）先生とは10年来の友人であり、自称応援団長だからです。

光免疫療法とその開発者である小林先生との出会いの場所、それは、R社の最上階に位置する社長室でした。

その数日前に、患者さんのご子息でR社社長のMさんからメールをいただきました。「アメリカにすごい治療があるらしい」と。

どんな治療なのかとわくわくしながら、R社本社に急ぎます。大企業ならではのいくつかの関門を乗り越えてその場所にたどり着いた時、そこには、初めてお会いする小林先生とMさん、患者さんの主治医T先生の姿がありました。そして、すぐに小林先生のレクチャーが始まりました。

「漆黒（しっこく）の闇の中に**がん細胞だけを光らせ、光っているがん細胞だけを狙い撃ちする**」

美しいほどの素晴らしい技術にいっぺんでほれ込んでしまいました。帰宅後に興奮冷めやらぬ状態で小林先生にメールをして、その1カ月後にはＮＩＨ（アメリカ国立衛生研究所）の研究室に小林先生を訪ねていました。偶然にもＮＩＨがあるアメリカ・メリーランド州のベセスダには、「宇宙エレベーター」の研究開発をしている私の夫が在住しており、連休を利用してベセスダに行く予定があったのです。小林先生ご夫妻と私たち夫婦でランチをし、それから小林先生との家族ぐるみのお付き合いが始まりました。

「光免疫療法」は、まさに「がんだけを破壊する」２段階ロケットのような治療です。

第１段階は、薬の投与です。薬は、ＩＲ７００という蛍光物質（別名「ナノダイナマイト」）とセツキシマブ（アービタックス）という分子標的薬をくっつけたＲＭ１９２９（現在の商品名は「アキャルックス」）という薬です。

この薬を点滴してしばらく時間をおきます。その間にセツキシマブの部分ががんの表面にある印を見つけてがん細胞に合体します。こうしてナノダイナマイトががん細胞の表面の膜上にしっかり結び付いたところで、スイッチオンです。第２段階として光（６９０nm*の近赤外線）を〝がんのある辺り〟に当てます。この光はテレビのリモコンと同じくらいとても弱い光です。テレビのリモコンとテレビの間に手を入れても痛くもかゆくもないし熱くもないですね。なにも感じないほどの小さな弱い光を当てただけなのに、ナノダイナマイトがくっついたがん細胞はすぐに死んでしまいます。

それではそこで何が起きていたのでしょう。光が当たると、ナノダイナマイトがくっついた膜の部分の形（構造）が変わって、薬ごと膜の一部がすっぽ抜けます。そして膜にたくさんの穴が開き、穴から細胞内にどっと水が入りこみます。するとがん細胞は風船に穴が開いたかのようにはじけてしまいます。

ナノダイナマイトがしっかりがん細胞の膜にくっついていない限りはこの現象は起きないので、正常細胞が壊れることはありません。「がんのある辺りに」と表現したのはそのためです。とても簡便な治療でありながら、大きな効果を発揮する、そんなところにほれ込んでしまったのです。

しばらくして、移転したR社で内々だけの小林先生の講演会が開かれました。この講演会はアメリカでの治験結果の発表でした。光免疫療法の初めての症例の4症例についての報告です。この時の講演会で再び衝撃を受けます。

治療を受けた4人全員が奏功し、そのうち半分の2人については腫瘍が完全になくなっていました。完全緩解（かんかい）（CR）です。「こんなに効くんだ」と、絶句しました。その効果に本当に驚きました。光免疫療法の威力はある程度想定していたものの、ここまでとは思いませんでした。

特筆すべきは、この症例の中には、ホスピスで最期の時を過ごしていた患者さんも含まれていたことです。がんに対してもうできる治療が何もない患者さんです。そういう患者さんが治ってしまった。まさに、9回裏2アウトからの逆転サヨナラホームランです。光免疫は世界中の多くの患者さんを救命し、いつか小林先生がノーベル賞を受賞すると確信した瞬間でもありました。

注釈＊nm：ナノメーター。10億分の1メートル。

症例22　食道胃接合部がん　食道狭窄(きょうさく)からの生還

食道胃接合部がんで食道狭窄を起こして液体しか口にできない宮下さん（仮名）。肝臓転移がありましたが、フェーズⅠなら大丈夫だと思い光免疫療法の治験にご紹介しました。宮下さんは地方在住の患者さんで、これまでも飛行機で病院に通っていました。主治医のS先生とは同世代ということもあってか気が合ったようで、病院に通うごとに明るくなっていました。そして、たくさんの検査を経て光免疫療法の治験ができることが決まりました。

宮下さんの胃がんはセツキシマブがくっつくためのEGFR（上皮成長因子受容体）という目印が少ないこと、光を当てるための内視鏡が狭窄している食道部分に入っていくのかが問題となっていましたので、ほっと一息です。

光免疫療法は細胞膜にいくつか穴をあければいいだけなので、理論的には目印が少なくても薬が少しくっついただけで十分なのです。

つつがなく治療が実施され、数日後に内視鏡で主治医のS先生がその結果を確認しました。そして宮下さんに主治医S先生から内視鏡の結果が告げられました。

「患部は焼け野原のようになっていますよ」と。

その日、宮下さんから飛行機の中で書いたであろうメールをいただきました。「ここ最近で一番の明るい気持ちで自宅に帰れます」と。

◎光免疫療法は女性的

光免疫療法は、とてもユニークでクールな治療法です。

がんの治療で最も問題になるのが〝耐性化〟です。がん細胞はその内部を変化させて抗がん剤や放射線にさらされても生き残るように進化します。しかし、**どんなに内部の仕組みを進化させ耐性化しても、「細胞に穴をあけたら死んじゃうでしょ」**と、自信を持って光免疫療法（PIT）は言ってのけます。

光免疫療法は力は弱いけれど繊細で優しいイメージがあります。

力が弱い人でも相手の力を利用することによって相手が勝手に倒れてしまう合気道のような

治療です。

光免疫療法は前述したように、なにも感じないほどの本当に小さな光エネルギーだけでがんを殺すことができます。

それではなぜ、光免疫療法は小さな力でがんを殺すことができるのでしょうか。その理由は、「光の役割はバランスを崩すだけ」だからです。

光免疫療法は、第1段階で薬（ナノダイナマイト）をがん細胞の膜表面に配置することで、膜を不安定な状態にします。平均台に片足で立つことを思い浮かべてみましょう。必死にバランスをとってようやく平均台の上にいられますよね。そんな状態で、ポンって軽く片側から押されたらどうでしょう。本当に小さな力であっても、バランスを崩して平均台から落ちてしまいますね。この「小さな力でぽんと押す」のが光（近赤外線）の役割なのです。

手術、放射線療法、ラジオ波に光免疫療法が加わり、今後局所療法がこれまで以上に大きな役割を果たす時代に突入すると思います。それぞれの特長を最大限に発揮した集学的治療をするのがとても楽しみです。

◎体感した蛍色に輝く光の威力

症例23 咽頭喉頭がん　術後照射後再発

2023年3月。私は某病院の手術室にいました。光免疫療法の開発者小林久隆先生と出会った2013年4月からちょうど10年目、術者の先生のご厚意で初めて光免疫療法を見学する機会を得ました。

咽頭がん術後照射後再発ルビエールリンパ節照射後再発の患者さんです。本当に小さな再発病変ですが、術後照射後で従来の治療法では根治は難しい状態でした。

術者の先生は慎重に光の道となるストローのような構造のシースを刺していきます。ルビエールリンパ節は動脈に近い位置にあり、過不足なく治療するためです。そして3本のシースから挿入された3本の光ファイバーが光の発生装置につながれ、その瞬間光ファイバーは、暗黒の闇を舞う蛍のような美しい優しい黄緑の光に包まれました。遮光のためのゴーグルを身に着け、そして、スイッチオン。病巣に向かって照射されたのはウルトラマンのスペシウム光線のような輝く光でした。数分後照射が終わり、ゴーグルを外して病巣を見て、ちょっとびっくり！

です。腫大（しゅだい）したリンパ節で膨隆（ぼうりゅう）していた（ふくらんでいた）のどの粘膜が平らになっていました。治療直後に腫瘍は消失していました。光免疫療法は照射後風船がはじけるようにがん細胞が壊れるので理論的には予想できたことです。でも、実際にこの目で見てみるとその治療効果は感動的でした。

小林先生が求めていたがん治療の世界を体感した瞬間でした。

コラム⑪　光免疫療法とSDGs（持続可能な開発目標）

少し話がそれますが、こういうお話を書いているうちに、光免疫療法と私の夫が研究開発をしている「宇宙エレベーター」には共通点があることに気が付きました。エネルギーを劇的に節約するという点です。

例えば粒子線治療はとても素晴らしい治療法ですが、年間数億円の電気代がかかるのが泣き所です（2008年資料）。いっぽうで、光免疫療法は小林先生が「電池」でいいかなと笑って話す程度の電力でOKです。金額にしたら電気代は何円から何十円の世界です。

ロケットで宇宙に行く、つまり重力に逆らって大気圏を脱出するには大きな力をかけて加速する必要があり膨大なエネルギーを必要とします。いっぽうで、宇宙エレベーターはエレベーターの部屋をケーブルで引っ張るだけで済みます。宇宙ステーションに1kgのものを運ぶのにロケットでは1千万円、エレベーターでは5万円と試算されています。

宇宙への道中も、旅行気分でエレベーターの部屋に泊まりながら行くことができるなら楽ちんです。完成するのにあと30年くらいかかるとして……重力に逆らわないから私がおばあさんになっても宇宙に行けそうです。

SDGs（持続可能な開発目標）は数年前から世の中の大きな動きになりました。そんなSDGsに20年以上前に小林先生は取り組んでいたと思うと、その先見性もノーベル賞級です。

◎どんながんも治せる「ウイルス療法」

膠芽腫（こうがしゅ）。私たち医師は脳の中に発生する悪性の脳腫瘍である膠芽腫を、英語名の業界用語で「グリブラ」と特別な意味で呼んでいます。「グリブラ」は、がん、つまり悪性腫瘍の中でも最も悪性度の高い腫瘍の1つだからです。治療効果が限定的で、手術、抗がん剤、放射線療法を組み合わせて治療してもほとんどが再発し、進行が速いため再発してからの1年生存率はわずか14%でした。

そんな絶望的なグリブラ患者さんにも希望の光がさしてきました。

その主役は「G47Δ（デルタ）ヘルペスウイルス」。ウイルスといえば世界中を絶望や悲しみと混乱に陥れた新型コロナもウイルスです。同じウイルスでも片や嫌われ者、そしてこちらのG47Δヘルペスウイルスはグリブラ患者さんにとっても治療をする医師にとって心強い味方です。

2021年、このG47Δは世界初の脳腫瘍に対してのウイルス療法として日本で承認されました。このウイルス療法とその開発者の東京大学医科学研究所教授の藤堂具紀（とうどうともき）先生に初めて出会ったのは、がん撲滅サミットの講演者控室。

藤堂先生が熱く語った最初のひとことがとても印象に残っています。

「**ウイルス療法はどんながんでも治せる**」

私ははっとしました。

すべてのがん種が対象。

これまでのがん治療法は、なんらかの弱点があり、すべてのがん種で使えるものはありません。光免疫療法はかなり広い範囲のがん腫ですぐれた効果がありますが、がんの状況によっては蛍光物質（ナノダイナマイト）をがん表面に分布させるために用いる抗体を変える必要があります。

◎あらゆる固形がんの治療選択肢になるポテンシャルがある

症例24 悪性膠芽腫（グリブラ）

治療法のことを考えながら見せていただいた術後再発したグリブラ患者さんの1年後のCT。息をのみました。本来なら亡くなっていてもおかしくない患者さんの脳からは腫瘍が無くなっていました。「あのグリブラで……」すごい威力です。

しばらくして、講演会が始まりました。公開セカンドオピニオンでは、藤堂先生へ真剣に質問する患者さんやご家族の姿がありました。ウイルス療法は確実に患者さんやご家族の希望の光になっていると感じました。

このウイルス療法を受けた患者さんのグリブラ再発後の1年生存率は84%。これまではグリブラ再発1年後に生き残る患者さんが15%だったのが、ほぼ逆転して1年生存率は14%から84%になりました。このウイルス療法は患者さんに希望を与えてくれています。

ウイルス療法は、遺伝子を操作してがん細胞の中だけで増殖するようにしたウイルスを用います。グリブラの場合は、脳の再発腫瘍局所にG47Δヘルペスウイルスを注入します。注入されたヘルペスウイルスであるG47Δは、その周囲のすべての細胞に感染しますが、グリブラ細胞の中でしか増殖せず、グリブラ細胞だけを死滅させます。

この原理だけを聞いても、なかなかウイルス療法のすばらしさは伝わらないのが歯がゆいのですが、この治療の特性は**がん治療の難しさをすべてクリアしてくれるポテンシャル**を持っています。

グリブラの治療が難しい最大の理由に、脳にできた腫瘍の特殊性とグリブラの特殊性があります。

1つ目の「脳にできた腫瘍の特殊性」についてお話しします。

胃がんや肝臓がんなど通常の臓器であれば、腫瘍がありそうな部分より少し多めに余裕をもって切除して再発を防ぐことができます。しかし、脳というのは言葉を発するためとか、ものを見るためとか、狭い範囲に重要な機能があります。ですから、「再発防止のためにちょっと多めに切除しましょう」というわけにはいかないのです。しかもグリブラは周囲の組織に染み出るような感じで浸潤(しんじゅん)していて、どこまで腫瘍があるのか境界が不鮮明です。肝細胞がんのようにカプセルに囲まれている腫瘍であれば、かぽっとカプセルを取り除くように腫瘍だけを取り除くことができます。しかし、グリブラはどこまで切除すればいいのかがはっきりしません。グリブラ組織を過不足なく切除することは極めて難しく、どうしても腫瘍が残ってしまいます。

その結果、術後の再発がほぼ必発というレベルです。

2つ目の「グリブラの特殊性」についてです。

他の腫瘍のように、少々腫瘍が残存しても化学療法や放射線療法が効いてくれたら問題はありません。しかし、グリブラは特殊な能力を持っています。これらの治療で痛めつけられてもしぶとく生き残る、そのための進化の仕組みを持っているのです。

がん組織の中には、がん幹細胞というさまざまな細胞に分化できるiPS細胞の悪性腫瘍バージョンのような細胞が、少数混じっているといわれています。ハチの巣の中の女王バチのような特別な細胞で、さまざまなタイプの「働きバチがん細胞」をどんどん増やすことができます。「働きバチがん細胞」の多くが抗がん剤や放射線療法が奏功しても、「女王バチがん細胞」はどちらに対しても抵抗力をもっていてなかなか死にません。その点は、グリブラ以外の腫瘍についても同じことがいえます。

ただ、グリブラの恐ろしいところは、本来「働きバチがん細胞」だったはずの並みのがん細胞を「女王バチがん細胞」に変化させ、昇格させてしまうということです。そしてどんどん進化を遂げていわゆる「煮ても焼いても食えない」強いグリブラ細胞が生き残っていくのです。

しかし、G47Δヘルペスウイルスは、その煮ても焼いても食えないようなしぶといグリブラ細胞にさえおかまいなく感染し、モーレツな勢いで増えていきます。そしてウイルスだらけになったグリブラ細胞はパチンとはじけてしまいます。こうして壊れたグリブラ細胞の破片が抗原となって、今度は免疫細胞がグリブラ細胞を攻撃し排除します。

もう1つの悪性度の高いといわれている膵臓がんにも、ウイルス療法が期待されています。膵臓がんは線維成分が多く筋(すじ)っぽくて血流が悪い組織です。筋が邪魔して抗がん剤がなかなか膵蔵がん細胞に届きません。血流が悪いので酸素も届かず低酸素の環境になります。低酸素の環境では（X線にぶつかった酸素から発生した活性酸素を利用する）X線療法が効きにくくなります。

このように膵臓がんも煮ても焼いても食えないがんの一員です。そんな膵臓がんを変異単純ヘルペスウイルス「HF10」で治療しようという臨床試験が始まっています。

2022年10月4日、国内のアカデミア研究者らが中心となって、日本ウイルス療法学会が設立されました。学会の理事長は、東京大学医科学研究所の藤堂具紀教授です。

藤堂先生は、「5年以内に、ウイルス療法があらゆる固形がんの治療選択肢となるようにしたい」と、治療への意気込みを語りました。控室でお話ししながら伝わってきた藤堂先生の患者さんへの熱い思いがよみがえってきました。

第8章　標準治療の効用と限界――劇的に進化したがん治療の中で

◎治療の進化と「保険適用拡大」でパワーアップした「保険診療」

前著を出してから8年の間にがんの保険診療は劇的といっていいほど変化し、パワーアップしました。例えばこれまでインチキ呼ばわりされていた「免疫療法」の評価が、「免疫チェックポイント阻害剤」の登場で180度変わりました。さまざまながん種で「保険適用」となり、多くの患者さんの予後を劇的に改善し、免疫療法は今や頼りになる第4のがん治療法としての地位を盤石（ばんじゃく）のものにしています。

そして続々と新たな治療法が開発され、画期的な新規がん治療として「光免疫療法」と「ウイルス療法」も保険適用となりました。また、待ったなしのがん治療において「さきがけ審査指定制度」*と「条件付き早期承認制度」*が法制化されました。どちらの治療も「もう有効な治療はありません」と言われた患者さんに実施され、劇的な治療効果が証明されたことでこの制度の対象となり、保険適用が実現しました。

特に「**光免疫療法**」の保険適用が決まった時には、ついにここまできたかと感慨深いものがありました。光免疫療法の開発者・小林久隆（ひさたか）先生の患者さんへの想い、そのための努力とご苦労が走馬灯のようによみがえり胸が熱くなりました。

「**ウイルス療法**」も開発者の藤堂具紀（とうどうともき）先生と講演会で知り合った時点では、その普及に苦慮されていましたので、保険適用が決まった時はとてもうれしく思いました。

前述したように両治療法とも現在は限られたがん種にしか使えませんが、難治性がんを含む多くのがんを治すポテンシャルを内包しており、今後の展開が非常に楽しみです。

注釈＊　さきがけ審査指定制度：世界に先駆けて日本で開発され、早期の治験段階等で顕著な有効性が見込まれる革新的な医療品等について、優先相談、事前評価、優先審査等を行い、早期の実用化を目指す制度。

注釈＊　条件付き早期承認制度：一定の条件を満たした医薬品に対して、臨床試験の一部を省略し、早期の実用化を推進する制度。

◎充実した標準治療——目を見張る3大治療のバージョンアップ

従来のがん治療である「手術」、「放射線療法」、「化学療法（抗がん剤）」も、前著を刊行してからわずか8年間で大きな進化を遂げ、その進化には目を見張るものがあります。それに伴い、患者さんはこれらの優れた医療を「標準治療」として受けることができるようになりました。**これだけの高度医療を標準治療として誰もが受けられる**というのは、日本の優れた「医療制度の効用」です。

具体的にどのような進歩がみられたのでしょうか。

前述したように、「手術」は腹腔鏡や胸腔鏡などの鏡視下手術が広く普及し、また、進化型であるロボット手術も多くのがん種に保険適用となりました。ロボットアームを動かすことができ、術者（外科医）は座ったまま3D画面で繊細な手術をすることができます。レンズの先に見える光景は大きく拡大され、さながら3Dのゲーム画面のような世界が広がり、まさに近未来の治療法です。

これまでNASA（アメリカ航空宇宙局）が開発した「ダビンチ」が席巻していたロボット手術もその特許が切れ、より高度な医療機器開発が進んでいます。日本のベンチャー企業では触覚も得られる手術ロボットの開発が進んでいます。がん組織は硬いので触覚があるとより正確な手術が可能になります。日本の優れた工学技術・センサー技術が、優れた医療機器の開発をしています。**がんの治療は医療界だけでなく、さまざまな産業がその進歩を支えている**のです。

「放射線療法」も、高精度X線療法や粒子線治療の登場により、従来の放射線治療では望めなかった根治照射が可能になり、「根治できる局所療法」としての存在感を示すようになりました。

また、高額で民間保険に入っていなければなかなか手がでなかった重粒子線治療や陽子線治療も、さまざまながん種で保険適用となり、保険診療での放射線療法がかなり充実しました。

これらの外部照射のみならず内部照射、そしてBNCT（ホウ素中性子補足療法）のように点滴した上で外部照射をするという2段階ロケットのような治療法も開発されました。具体的にはボロン（ホウ素）の同位元素をくっつけた物質を点滴し、がん細胞にだけホウ素が取り込まれるのを待つのが第一段階。弱い中性子を照射すると核反応が起き、がん細胞1個分くらいの距離しか飛ばない放射線（α線）が発生し、それががん細胞のDNAとミトコンドリアを障害してがん細胞だけを死滅させるのが第二段階です。

このような新しいタイプの放射線療法であるBNCTも保険適用となりました。

「化学療法」にも大きな進歩がありました。投与してみないと効くかどうかわからなかった「細胞障害性薬剤」も、複数の抗がん剤の併用で奏功率が劇的に上昇し、効果があることを前提に治療をすることができるようになりました。

例えば、10年前にはゲムシタビンとS-1（TS-1）しか使える薬がなかった膵臓がんもFOLFIRINOX（5-FU　イリノテカン　オキサリプラチン）やGnP（ゲムシタビン　ナブパクリタキセル）が保険適用となってから治療成績は大きく改善し、FOLFIRINOXの奏効率はゲムシタビン単剤の3倍、奏功期間は2倍になりました。

がんの増殖に関わる分子だけを狙い撃ちにしてその機能を制御する「分子標的薬」が登場してから15年。さまざまながん種や遺伝子異常に対応する分子標的薬が開発され、充実したラインナップができています。

分子標的薬は副作用を最小限に抑えつつがんを比較的長期に制御することができるため、患者さんはＱＯＬ（生活の質）を保った普通の生活を送ることができるようになりました。

◎個別化医療の盟友「がんの遺伝子検査」

「がんの検査」も個別化医療が進み、がんの遺伝子検査（ゲノム検査）である遺伝子パネルが保険適用となりました。

遺伝子パネルはそれぞれの患者さんの遺伝子（ゲノム）を解析し、がんに関連する遺伝子の異常があるかを調べます。がんを引き起こす原因となる遺伝子異常がみつかると、その遺伝子の名称と遺伝子異常のタイプ、そしてそれに対応した分子標的薬の情報が患者さんに知らされます。現在はゲノム検査の対象が、ほぼすべての治療が終了した患者さんに限られているためその効用は限定的です。分子標的薬は1次治療（初めての治療）など早いタイミングで開始したほうがいいことは、さまざまながん種で証明されており、ゲノム検査のタイミングも早い方がいいと考えられます。

今後、保険適用が広がり早期からこの検査ができるようになれば、より多くの患者さんがこの検査の恩恵を得ることができるようになると思います。

また、がんの種類に応じて適用となっていた化学療法も、分子標的薬の登場でがん種ではなく遺伝子の異常に合わせて治療する時代となりました。がんの表面にどのようなタンパク質が出ているのかを調べて、効果を予測して治療法を決めたり、再発リスク（再発する可能性）を調べて、再発率の高い患者さんにだけに補助療法をするという取り組みもあります（現在は一部の乳がんにのみ保険適用）。

◎保険診療を使いこなせ！　使い切れ！

このように「保険適用のがん治療」は幅広く充実したものになり、標準治療も心強いものになりました。これからは、標準治療や保険治療を自由自在に「使いこなし」「使い切る」ことが、**根治や長期予後の鍵**となりました。

そしてこの鍵はセカンドオピニオンの中にあります。なぜならば、**セカンドオピニオンの本質が、「誰もが手に届く治療を、使いこなし、使い切る技術」**であり**「そのための情報提供」**

だからです。

「治るためにはどうしたらいいか」を考え、無理をしないでも手に入る治療を十分に活用することだけで「治る」「治せる」時代になりつつあります。しかし、水をさすようですが、現時点ではそれが達成できていません。それは、標準治療には現場の力や努力では解決できない構造的な課題があるからです。

◎標準治療とは

がんの診療は「標準治療」というものが広く普及しています。患者さんの多くが主治医から「これが標準治療ですから」と言われて、標準治療とはどんなものなのかを理解しないままその治療を受けています。知らず知らずのうちに治る、治らない、にかかわらず主治医が「標準治療」として提示する治療を選択していることになります。しかし、納得のいく治療を受けるにはその効用と限界を知ることはとても大切なことです。

そもそも「標準治療」とはどういう治療でしょう。

乳がん診療ガイドラインの中で、「標準治療とは何か」「ガイドラインとは何か」ということが以下のように説明されています。

「乳がんについての数多くの臨床試験が全世界で行われており、毎年国内外で開催される学会で多くの研究結果が報告されています。これらの最新情報をもとに専門家が集まって討議し、その時点で最善であるとコンセンサス（合意）の得られた治療法が『**標準治療**』となります。そして、それらの合意事項をまとめたものが『**ガイドライン**（**治療指針**）』とされています。」

◎診療ガイドラインとその課題

実際の診療ガイドラインを見ると、すべてのがん種の診療ガイドラインで治療は**エビデンス**と**コンセンサス**の両方で評価し推奨されています。

ガイドラインを見ていると、作成した先生方の心意気が伝わってきて面白いなと思うことがあります。

それでは「大腸癌（がん）研究会」の先生方が作っている大腸がん診療ガイドラインの一部抜粋を見ながらお話をしていきましょう。

ガイドラインは、前半には病期（進行度・ステージ）ごとにどのような治療をするかというアルゴリズム（問題を解決するための手順）が書かれています。そして後半は、臨床的な疑問に対する答えという形で構成されています。

ここで、CQ*（クリニカル・クエスチョン）、直腸がんの手術でN3という少し離れた場所にある「側方リンパ節まで郭清（切除）するべきか」を見てみましょう。

このクリニカル・クエスチョンに対して、「エビデンスレベル*C」とエビデンスレベルは「低い」です。しかし、推奨度は最高レベルの「推奨度1」で、側方リンパ節郭清を、「ぜひしてください、しなきゃだめでしょ」のレベルです。大腸癌研究会で手術の妥当性を論じている先生方の多くは優秀な外科医です。

この治療法の「有用性の根拠となるのは後方視的研究*ばかりで、その限界として一定のバイアス（偏り）がかかるかもしれない（エビデンスレベルC）けれど、複数の研究で郭清の効果を示唆する一貫した結果があって、生存改善が期待され意義は大きいよね」という意見に、参加した外科医の先生方が「そうだよね。うちの病院はこういう患者さんには全員側方リンパ節郭清をやっているけど、全国平均より5年生存率が10％近く高いよ」「うちもそうだよ」というようなことを話される光景（あくまで想像です）が目に浮かびます。

このように、その道の専門家が経験と知識を基に意見を交わし、その時点での最新のエビデンスレベルの高い論文を根拠にしてガイドラインが作成されます。机に向かっていれば得られる論文からの「エビデンス」だけでなく、実際にその治療に携わっている専門家が標準治療に入れることの妥当性を論じた結果なので、その有用性（効果と安全性）に信憑性がでてきます。

これが診療ガイドラインを基にした「標準治療」が「最善の治療」であるといわれる所以(ゆえん)です。

しかし、残念ながら「標準治療」は無敵ではありません。診療ガイドラインの限界、標準治療の限界というものがあり、課題になっています。

注釈＊CQ（clinical question）：臨床的疑問のことで、病態・評価・治療・リスク・予防に関するものなどさまざまな種類がある。

注釈＊エビデンスレベル：CQに対しての「答え」がエビデンスレベル。先生方の推奨度が高い順からA・B・C・D。

注釈＊後方視的研究：過去に行われた診療上のデータ（カルテ等）を匿名化(とくめい)して用いる研究。

◎エビデンス形成の過程での課題

例えば大腸がん診療ガイドラインや肝転移診療ガイドラインでは、大腸がん肝転移のラジオ波治療は「弱い推奨度」であり、「やらないことを推奨する」という形で否定されていました。

大腸がん肝転移に対するラジオ波のエビデンスレベルはCで、側方リンパ節転移郭清のエビデ

●化学療法単独と化学療法にラジオ波を組み合わせた治療との生存期間比較

	ラジオ波＋化学療法	化学療法のみ
30カ月生存割合（%）	61.7	57.6
全生存率（%）	45.3	40.5
無再発生存期間（月）	16.8	9.9
5年生存率（%）	42	30
6年生存率（%）	42	12

ンスレベルと同じです。ラジオ波をここまで否定する根拠は何なのかと思い、引用文献を調べてみました。

根拠となった論文は、２０１２年のオランダでのランダム化（無作為割付け）フェーズⅡの臨床試験１つのみでした。そして内容を見て思わず「何で???」とつぶやいてしまいました。

そこに載っていたグラフ（２２１ページ参照）を見ると、ラジオ波群の方が治療成績（長期予後）が良いことは一目瞭然（いちもくりょうぜん）です。

なのになぜ「差がない」と出てしまったのか。要約部分を見て思わずうなってしまいました。この臨床試験はなぜか治療開始後「30カ月（2年半）」の生存率で比較する試験になっていました。

通常の臨床試験では、*全生存期間（中央値）あるいは*無再発生存期間（中央値）、あるいは2年、3年、5年生存率などで評価することがほとんどです。この論文のグラフから作成した治療成績が上記の表です。多くの論文で評価項目として用いら

※切除不能な結腸直腸肝転移患者の全生存期間。
全身治療と組み合わせた高周波アブレーション（ラジオ波）と
全身治療単独との比較。

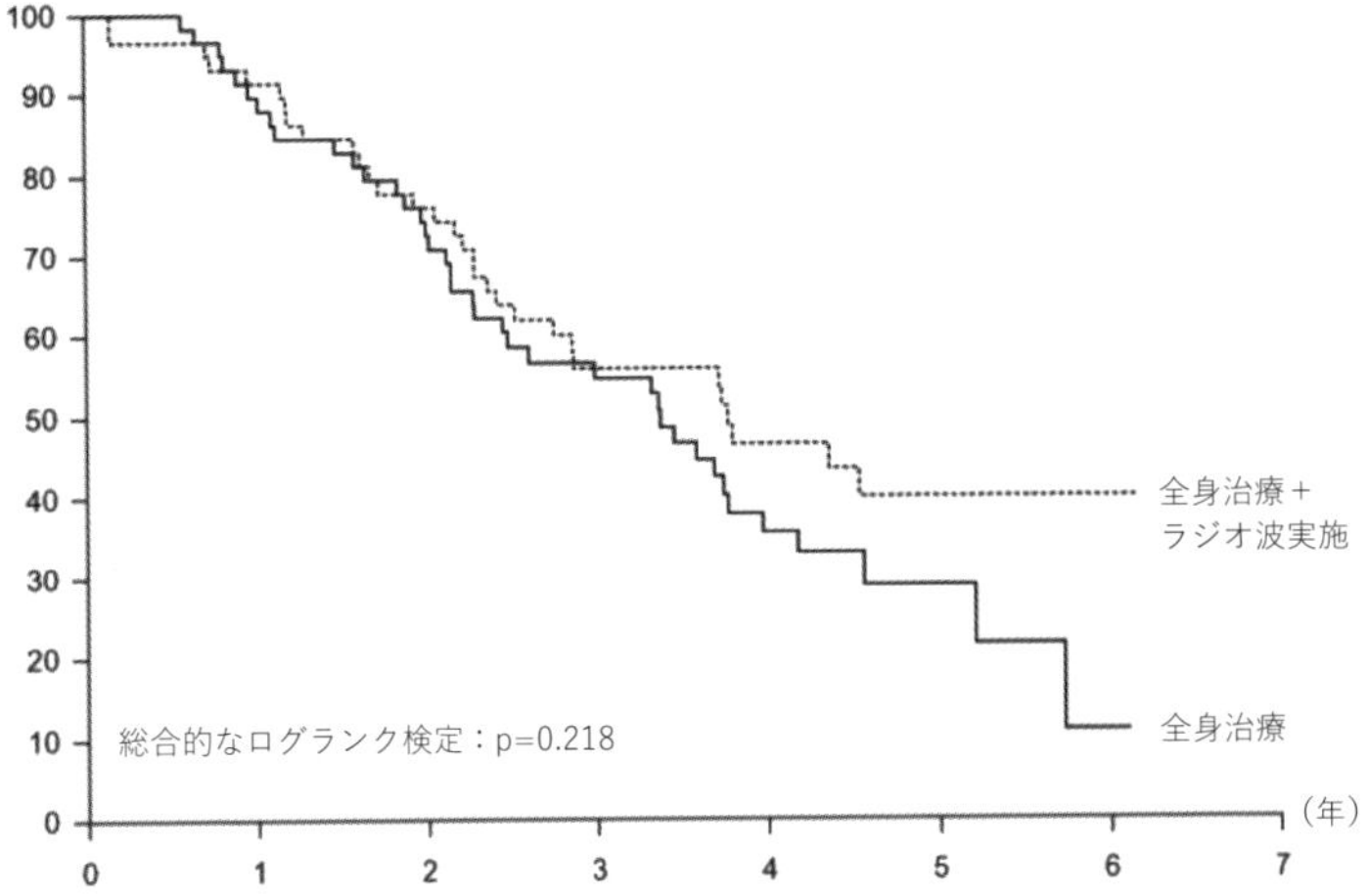

れている無再発生時期と生存率をグラフから導きだし表にしました。臨床試験は試験開始前にどのタイミングで評価するかを決めるので、本当はこの表の5年生存率、6年生存率のように後出しじゃんけんのようなデータを作ってはいけないのですが必要に迫られて作りました。しかし、なぜ30カ月という通常では用いないタイミングでの生存率を評価に用いたのでしょう。不自然な数値を見ると、恣意的なものをどうしても感じてしまいます。

注釈＊全生存期間：臨床試験において治療法の割り付け開始月もしくは治療開始日から生存している患者数が半分になるまでの期間。
注釈＊無再発生存期間：手術などによりがんをすべて切除した後、がんの再発を認めない患者数が半分になるまでの期間。

◎技術の差に基因する課題

肝がん研究会では、大腸がん診療ガイドラインや肝転移診療ガイドラインで、大腸がん肝転移のラジオ波治療が「弱い推奨度」とはいえ否定されたことについて、ラジオ波の先生方がやるせない思いでいらっしゃるのが伝わってきました。

前述したように、この論文は2012年にヨーロッパで実施された比較試験の結果ですが、差が出なかったもう1つの理由としてラジオ波の技術の差があったかもしれません。平たくいうと「論文を出した先生方は、日本の先生方よりラジオ波がへたくそなのじゃないの？」ということです。そういう医師が治療をするとすぐに再発してしまい、治療効果を得られません。あくまで「医療技術の劣る医師の成績」であって、「その治療自体の治療成績」ではありません。しかし、論文の形式が統計学的にきちんとしていて、エビデンスレベルが高い論文に仕上がっていると、あたかもその結果がその治療の成績になってしまうのです。

2022年の研究会で、九州で活躍されているラジオ波の第一人者の女性医師T先生が、ちょっとお怒りモードで「肝細胞がんは柔らかい。大腸がんの転移は繊維が多くて硬い。そういうことを理解して焼けばちゃんと焼き残しなく焼けるの。そういう性質も知らないで焼くから焼き残しがでちゃうの。そういう医師がこの治療をする資格はない！」と、熱く語っていらっしゃいました。思わず拍手するほど迫力があってかっこよかったです。こういう迫力は人数が比較的少なく距離感の近い研究会ならではのものです。

T先生がおっしゃっていることには、エビデンスの形成過程での大きな課題が内包されています。技術的に未熟な医師たちが治療をすると再発率が高くなり、本来その治療が持つ治療効果を発揮できません。そして、一番の問題は、そういう**未熟な医師たちがきちんとした形で臨**

床試験を実施し、自分たちの治療成績で論文を書いてしまうと、本来有効な治療の有効性が統計学的に否定されてしまうことにあります。

日本の医療技術は優れていて、日本の技術と欧米の技術には治療によっては明らかな差があります。にも拘わらず、欧米での大規模臨床試験で有意差がなかったということで、それをそのまま日本に持ち込んでしまうと、せっかく有効な治療があるのにそれが受けられなくなってしまいます。

本来臨床試験の結果は、あくまで「その国でこのような条件で実施した場合の治療成績」であって、**無条件にその結果を採用することは拡大解釈となり**望ましくありません。

大腸がん肝転移に対するラジオ波はエビデンスレベルが低く標準治療では推奨されてはいませんでしたが、少なくとも日本ではラジオ波は十分に有用な治療法だと私は思っていました。

◎エビデンスレベルが低くても「やった方がいい」治療がある！

そんな中、2022年7月に「日本アブレーション研究会」が発足しました。アブレーションとは、画像を見ながら針を腫瘍内に差して熱によって腫瘍を死滅させる療法の総称。そしてそのウェブサイトの中で、以下のような記載がありました。

〈日本アブレーション研究会からの抜粋〉

肝がんの領域では、外科と競い合い進歩してきたアブレーションですが、２０２１年には、SURF-trial（サーフトライアル＝無作為化比較試験）の結果が発表され、肝切除とラジオ波治療の比較では、全生存率でも無再発生存率でも肝切除の優位性は認められないという結果でした。SURF-trialは全国49の施設が２００９年から６年間にわたり、肝機能良好で３㎝以下、３個以下の初発肝細胞がん患者を登録し、その後５年間経過を観察したランダム化比較試験です。SURF-trialなどの比較試験の結果、２０２１年に改訂された肝がん診療ガイドラインでは３㎝以下、３個以下の症例については肝切除とアブレーションとは同等の扱いとなりました。

このようにラジオ波・マイクロ波の根治性が証明されて肝転移の強い武器として認められるようになっていました。

ここではラジオ波をとりあげましたが、このようにエビデンスレベルが低いというだけで「やらない方がいい」とされているものの中には、単にその効果と安全性を強く証明する論文がその時点で出ていないだけで、有益な治療、「やった方がいい治療」も混在している可能性があります。標準治療で治る場合は標準治療を勧めますが、標準治療で治らない場合は十分に検討の余地があると考えています。

コラム⑫　拡大解釈が孕(はら)む危険性

標準治療以外を認めない先生方がよく口にするのが「エビデンスがない」という言葉です。でも、これは拡大解釈といえます。重複しますがエビデンスとは証拠のことで、「ある」ことの証明はできても、「ない」ことを証明するのは極めて困難です。「ない」ことを証明するには背理法（「ある」と仮定したときに矛盾が生じる）が用いられますが、逆に背理法を使うと多くの場合、エビデンスレベルの差こそあれ「（エビデンスが）ある」ことを示唆(しさ)する論文がでてきて「エビデンスがない」は否定されます。証拠の表現は、あるなしではなくて、「強い」「弱い」で表現されるものです。

証拠といえば刑事ドラマでよく出てくる言葉ですね。

刑事事件で例えてみましょう。強い証拠はこんな感じです。「犯人が自供した通りの場所で被害者が見つかった」。なぜこれが証拠として強いかというと、犯人しか知りえないことだからです。それでは「主人はその頃自宅にいました」はどうでしょう。犯人の家族のアリバイ証言は、嘘をついてでもかばおうとする可能性があるので、信憑性に疑問が出てきます。「家族の言うことなんて信用できない」と、証拠としてはかなり弱いものになります。

実はガイドラインでも、エビデンスは「エビデンスレベル」という言葉を使い、「証拠の強さ」で表現されています。私がこの本で紹介している治療は、強弱はありますが証拠があり、それが厚労省に認められたからこそ保険適用（171ページ参照）されたり、先進医療の認可が下りたり、治験の承認が得られているものです。

臨床上私が懸念しているのは、本来なら多くの患者さんを救命できるはずの治療が「**エビデンスレベルが低い＝エビデンスがない**」**との拡大解釈によって**、その**有用性を否定されることで**使えなくなってしまい、その結果、**多くの患者さんの治る機会を逸してしまう**ことです。

「エビデンスがないから」という言葉で治療選択を一括りにされてしまった場合は、その先生の言葉を鵜呑みにせずに、セカンドオピニオンをしてみるのも1つの手だと思います。

◎標準治療を実施する主治医の限界――その見立てと知識

第3章の「見立て」でお二人の「大腸がん　多発肝転移」の患者さんの症例をとりあげまし

た。小島さんも穴井さんと同じタイミングで来院してくれていたらと今でも残念に思います。

穴井さんは肝切除をし、小島さんは手術をせずに抗がん剤だけで予後は大きく変わりましたが、どちらの治療も標準治療でした。

「両方とも標準治療ってどういう意味？」と思った方もたくさんいらっしゃると思います。前にも述べたように、**標準治療というのは1つではなくて複数存在し得る**ものなのです。

この章で「主治医が標準治療として提示して診療する」という言葉を使った通り、標準治療は主治医によって異なるものなのです。同じがん種、病態であっても「標準治療」は1つとは限らず主治医の知識や経験、裁量権を基に選択される性質のものだからです。

「ガイドライン」はあくまで「指針」です。「この方向性をもって主治医の先生は治療を選択してね」と言っているだけ、つまり方向を示すにとどめて、最終的な治療の決定は患者さんを直接よく見ている主治医に委ねます。主治医の裁量権が一番大切だという位置づけです。例えば、大腸がんの多発肝転移については「転移巣もすべて切除できるのであれば、原発巣と転移巣を切除してもよい」とあります。同じ患者さんであっても「肝転移をすべて切除すること」を〝可能〟と考える主治医であれば根治的手術が行われますが、〝不可能〟と考える主治医であれば抗がん剤だけになります。

主治医の裁量権を確保するために治療法を厳密に定めないため、知識や経験によってどうしても「ばらつき」が出てしまいます。これは課題ではなく、裁量権確保と医療水準の標準化のトレードオフ（両立できない関係性）であって、標準治療の構造的限界になります。

それでは、大腸がん多発肝転移で抗がん剤だけだった小島さんの主治医を、知識不足だと責めることはできるでしょうか。

結論的には小島さんの主治医を責めることなど到底できません。なぜならばこの病状で「手術可能」と判断するには専門外の知識まで深く知る必要があるからです。例えば大腸がん肝臓転移の論文だけでも毎年１０００本も出ています。完全に情報過多の状態です。大腸がんの専門家であっても、肝転移の手術がどこまでできるのかを知らなくても当たり前です。実際に標準治療を示す大腸がん診療ガイドラインには、そこまで細かくは書いてありません。

もう1つの課題として、医師は忙し過ぎて診療ガイドラインを隅々（すみずみ）まで読むことはできないのです。先生方が読むべき診療ガイドラインの数にしても、多すぎて読み切ることはほぼ不可能です。例えば消化器内科の先生は、悪性疾患だけでも食道がん、胃がん、大腸がん、膵臓がん、肝臓がん、胆管がん、腹膜播種、転移性肝腫瘍、緩和ケア、骨転移など10種類以上のガイドランを読む必要があります。それに加えて良性疾患のガイドラインも膵炎ガイドライン、肝炎ガイドラインなどなど同じくらいの数のガイドラインがあります。

先生方は患者さんのためにプライベートな時間を使って診療ガイドラインを読み、日々の診療に活かしています。日本の医療はこのような**医師の良心を前提に**成り立っています。

こうした社会的構造の中、診療ガイドラインに基づいた標準治療を実施することさえ難しいのが現状です。

このように忙しい医師たちの**知識を補完することもセカンドオピニオンの役割**です。「治らない」と言われた患者さんも、セカンドオピニオンで主治医の知識や経験を補完することによって治すことができることがあります。

◎標準治療の弱点、タイムラグ

標準治療を強く推奨する医師は患者さんに向かって「現時点での最高の治療」と言います。でも、実際はすべての患者さんにとって世の中に存在している治療の中で最高ということにはなり得ません。その原因の1つが標準治療になるには長い時間がかかるという弱点があるからです。

標準治療になるには、保険診療の適用以上に強いエビデンスレベルが要求されます。そして現在の医療システムでは、エビデンスは統計学的手法でしか証明できない状況にあります。具体的には、従来の治療法と新しい治療法との比較試験が実施され、その結果を根拠にして標準治療として認定されなければなりません。

何度も言いますが、エビデンスは証拠です。強い証拠を得るために数多くの刑事が動員されて広範囲に捜査をしたり長時間張り込みをするように、標準治療になるために必要な強いエビデンスを得るためには、多くの患者さんを対象とした生存率など長期間の観察が求められ、どうしても時間がかかってしまいます。その結果、標準治療だけにとらわれてしまうと、目の前に保険診療で手に入る治せる医療がありながら、標準治療になっていないがために治る機会を逸してしまうリスクが生じてしまうのです。

◎「治る」→「標準治療」、「治らない」→「セカンドオピニオン」

標準治療で治るなら標準治療を受けることが望ましいと思います。ただ、主治医が提示する標準治療では治らないのであれば、より専門性の高い医師にセカンドオピニオンを求めたり、より広い視野で治療を探索していくという選択肢も出てくると思います。

仮に標準治療ではない治療であっても、優れた保険制度を持ち多くの優秀なる医師たちがいる日本では誰でも優れた医療を受けられます。標準治療とともに手元にある優れた保険診療を、安全に「使いこなす、使い切る」ことがセカンドオピニオンが持つ技術です。そして、「標準治療の課題・限界」を克服し、より多くの患者さんに治っていただくことがセカンドオピニオンの目的です。

もちろん、**「治る」患者さんであってもセカンドオピニオンは有用**です。日々猛烈に忙しい先生方が、外来患者さんに対して病状や治療についての説明を30分も40分もかけて行うことはできません。そういう忙しい先生方に代わって、病状や治療について意義等も含め詳しく説明することで納得し安心して治療を受けることができます。

コラム⑬ 「治らない」と言われた患者さんを「治す」には

その答えをひとことで言うと、

治療をする医師が「治らない・助からない」という先入観をもたないことです。

「喘息(ぜんそく)の患者さんが来ました」。その日の当直医だった私にER（3次救急）の先生から連絡がありました。すぐに駆け付けたのは都立府中病院のICU（集中治療室）に隣接した救命救急処置室。救急車からあわただしく緊急搬送された患者さんの様子を見た瞬間、思ったこと。

それは「助からない」でした。

30歳男性。山田（仮名）さんの顔は2倍ではすまないほど腫れていて、両目の眼球はこぼれ落ちるのではないかと思うほど飛び出していました。

山田さんは高速道路を運転中に喘息発作を発症し、その後どんどん悪化。息も絶え絶えに料金所にようやくたどり着き、車が邪魔にならない場所に停車させて、料金所の人に助けを求めたところで意識を失いました。

すぐに駆け付けた救急隊の判断で3次救急扱い（最もハイレベルな救命救急医療に対応）になり、府中病院（現多摩医療センター）のER担当医師のホットラインに連絡がありました。ホットラインは意識不明など緊急性が極めて高い患者さんを無条件に受け入れる3次救急の仕組みで、ER担当の医師、そして病状と関連のある診療科の医師がすべての診療を中断して到着を待ちます。

山田さんを乗せた救急車が到着し、深夜の救命救急処置室が静寂から独特の緊張感と熱気に変わります。救急車から素早くICUの隣の処置室に運ばれた山田さんを、ER担当医師、麻酔科医師、呼吸器内科医である私、そして看護師4、5人が各人の持ち場に責任を持ち一丸となって救命処置をしました。人工呼吸器を装着し、気管支拡張剤やステロイドなどの処置で状態はようやく落ち着いたものの、意識は戻らず予断を許さない状態であることは変わりません。

しかも下っ端の当直医だった私の仕事はそれだけでは終わりませんでした。山田さんの持ち物から本人確認はできたものの、ご家族の連絡先がわかりません。携帯電話がまだ一般に普及していない時代です。やむを得ず、本人の持つ電話帳のリストに載っている電話番号に片っぱしから電話しました。夜中の2時3時という深夜にもかかわらず、事情を話すとほとんどの人が協力的で、ようやくご両親の連絡先がわかりホッとしました。そして不安そうなまなざしのご両親が到着した頃には夜明けになっていました。

夜が明けて8時半のカンファレンス（患者さんについて情報を共有し議論する場）で報告を行った後、私はICUに向かいました。病状は落ち着いていましたが、まだ山田さんの意識は回復していません。ただ、明らかに病状は改善に向かっていました。

しばらくして山田さんは意識を取り戻しました。人工呼吸器をつなぐ管がのど（気管）に入っていたのでお話しすることはできませんが、意思の疎通ができるようになりました。

その後病状はみるみる改善し、3日目には人工呼吸器も外れました。2倍以上に腫れた顔も、次第に元の顔に戻り、「山田さんの顔はこうだったのね」と、2人で笑ってしまいました。

その後無事退院された山田さんは、空気がきれいな北海道に移住しました。

2年ほどしてから婚約者の方と1度病院を訪ねてきてくれました。移住してからは喘息の症状はとても落ち着いているとのことでしたが、羽田で飛行機を降りた途端にアレルギー症状が出たと言っていました。

あれから、長い時間が経ちました。その間、年賀状のやりとりをしています。毎年のようにうれしい報告を山田さんからいただきます。結婚しました。娘が生まれました。息子が生まれました。年賀状が届くたびに家族が増えていきます。5人家族となった山田さん。

その後娘さんは看護師になりました。お子さんたちの成長を毎年写真で見ながら、最高の医療チームに感謝しつつ、しみじみと医師としての喜びを感じます。

あの時「助からない」と思った山田さんが、努力し、病気をご自身の力で克服し、幸せに過ごしている姿が、「治らないとされた患者さんを治すには」という課題の答えを与えてくれます。

医師は「治らない」と思わない。「救命」の概念を持つこと。

はなから「治らない」と思っていては「治す」ことはできません。

がんとの闘いでも、医師は「どんな状況にあっても、治ることを前提に、治すためにはどうしたらいいのかを考え続け、勝ち筋を見つけて計画性や決断力をもって勝負に出る」。そういう姿勢が必要です。良性疾患か悪性疾患かは関係ありません。悪性疾患と称されるがんであっても**「救命」という概念を常に持ち続けること**が大切です。

私が優れた先生方や看護師さんから学ばせていただいたように、若い先生方に「治らないと思う前にどうしたら治せるのだろうか」と考えてほしいと思います。

私は若い頃、こういう経験を通して優れた先生方や看護師さんをはじめとする医療スタッフから多くのことを学ばせていただきました。今度は私がこういう学びを若い先生方に伝えることで、私の恩送りになればと思っています。

第9章

セカンドオピニオン：「情報提供・コンサルテーション」という新しい医療

◎標準治療の限界を補完してがんを治す

私は患者さん1人1人に「正確な見立て」をし、カスタマイズした（病状に即した）治療情報をセカンドオピニオンという形で提供し、「過不足のない治療」を実施することで従来の標準治療提供体制では達成できない根治や長期生存に寄与することができました。

このことで、**情報提供（セカンドオピニオン）にがんを治す力があり、医療の一分野になりうる**ことを証明できたと思います。

そして読者の皆さんにも、本書の中で根治や長期生存を勝ち得た患者さんの治療経過を一緒に体感し、「こまやかな病状分析→治療についての情報提供→主治医との情報共有→専門家の先生へのご紹介」という一連の「セカンドオピニオン」に、**がんを治す力**があることを理解していただけたかと思います。

このように**セカンドオピニオンは**、単なる意見（オピニオン）ではなく、**理論（ロジック）と証拠（エビデンス）に基づき情報として提供される医療**です。また、情報提供・コンサルテーション（相談）という形をとりますが、医師が結果まで見据えて医療として提供すべきものです。

個別の情報提供で主治医の見立てや知識の限界を補完し、標準治療の限界を克服することでがんを治す新しい医療なのです。

◎セカンドオピニオンの目的と目標、そして使命

それではセカンドオピニオンの目的は何なのでしょう。

目的は、患者さんに「**治る機会**」や「**長期生存の機会**（単なる延命ではありません）」、そして、「**満足する治療を受ける機会**」を提供することです。治るかもしれない患者さんには治る機会を、治る見込みが低い患者さんには治らないまでも長期奏功する治療などその時点で患者さんにとって最適な治療の機会を提供することにあると思います。

たまたま運が良くて患者さんが納得できる良い治療を受けられたというのではなく、**誰もが**セカンドオピニオンを受ければその**機会を得られる**ことを目指しています。

そして、その先にあるもの、つまり目標は、医療の目的と同様に、患者さんとご家族が「**平穏な日常を取り戻すこと**」そして「幸せな日々を送ること」にあります。

セカンドオピニオンを提供する医師の使命は、日々努力してこの目標を達成することです。

◎なぜセカンドオピニオンでがんを治せるのか――3つの理由

「なぜがん専門病院のようなハイレベルな病院でも治せなかったがん患者さんが治せるんですか?」と素朴な質問をされることがあります。

治せる理由は、個人的には「根治への執念」「治すのが好き」だからなのだと思います。外科医の中には「3度の飯より手術が好き」という先生がよくいますが、その気持ちがよくわかります。

ただ、これは私個人のことであって、実際のセカンドオピニオンとして医療に落とし込むと、治せる理由は以下の3つです。

治せる理由の1つ目は、「**正確な病状診断**」にあります。

例えば、ステージⅣ[4]といわれる多発転移や播種の患者さんは、通常は「手術できません」「治りません」と言われます。多くの場合ステージⅣでは、がんの種類と進行度で決められる治療(標準治療)は抗がん剤による全身化学療法が唯一の方法です。しかし、全身抗がん剤では完全に腫瘍を消すことができないので結局「治りません」と言われることになります。でもここで、「本当に治らないのか」という疑いの目で見直していきます。そうすると、患者さんの身体の中で何が起きているのか、そして治る道筋が見えてきます。例えばステージⅣの中でも、集学的治療なら治る患者さんが隠れています。

これまで優れた医療技術を持つ、名医といわれるがんのエキスパートの先生方に治療をお願いしてきました。その先生方に、「なぜ治せるのか」を聞いたことがあります。その先生方に共通する能力は「**見える**」ということでした。

この本の中でも紹介した肺がん手術の名医であるO先生は、手術の前日にお風呂に入りながら頭の中に患者さんの体の中をイメージして、最も適切なアプローチを考えていました。「見える」から過不足のない治療が可能で、再発も少ないのです。

セカンドオピニオンを実施するにあたり、患者さんに直近を含む多くの画像の提供をお願いしている理由はここにあります。それらの画像を見ながら体の中で何が起こっているのかを推測し、正確な病状診断をしているのです。

治せる理由の2つ目は、「**治療の選択肢が広い**」ということです。

前述したように、日本の「保険診療」はとても充実していますし、標準治療以外にも厚労省がその効果と安全性にお墨付きを与えた治療がたくさんあります。その他先進医療のような効果や安全性がある程度確保でき、今後保険診療になっていく治療もありますし、しっかり管理された「治験」という選択肢もあります。

これらの治療すべてが選択肢になります。それぞれの治療の「できること」「できないこと（限界）」を熟知して、複数の治療を治るところまでつないでいきます。

このように複数の治療を組み合わせる治療法である「集学的治療」を得意とし、多くの実績を重ねてきました。

がん患者さんを治したい一心で長年診療してきたので、さまざまな治療を**「統合する技術」「使いこなす技術」「使い切る技術」**があります。治療を使いこなすには、その治療あるいはそれに類似した治療を深く理解し、経験していないとそのさじ加減がわかりません。基礎医学から臨床まで幅広い知識と理論、そして20種類以上のがん種の治療に対する集学的治療の長年の経験に裏打ちされた技術です。その技術を持ってそれぞれの治療の能力を最大限引き出します。

そして、この技術をフル活用して集学的治療を実施しています。

治せる理由の3つ目は、「**名医といわれるエキスパート医師とのネットワーク**を築けたこと」です。

「岡田先生からの紹介だから仕方がないね」と、無理なお願いを聞いて下さった名医の先生方の温情と、情熱をもって治療に取り組んでくださるご協力があったからこそ実現することができました。

本文中に先生方の治療の様子は紹介させていただきましたが、名医による「匠（たくみ）の技」を惜しみなく発揮していただいたおかげで、「治らない」を「治る」にすることが可能になった患者さんもたくさんいます。

ここでは、３つの治る理由を私個人の視点で書きました。しかし、今後はこれらを一般化して多くの患者さんが「**治る仕組み**」「**治る医療**」に昇華させていきたいと考えています。

第10章　がん治療の未来——誰もが治る世界を目指して

◎ＡＩ／ＩＴ時代のがん治療

がんの集学的治療をより客観的かつ効率的に実施するために、ＡＩ／ＩＴ技術を活用してソフトウェアを開発することにしました。集学的治療は複数の治療をタイミングよく使っていく治療です。これまでお話ししてきたように、集学的治療には治す力があります。非常に複雑ですが、体系化することで私以外の医師がセカンドオピニオンを通じて患者さんを根治に導くことができるようになります。しかしこの取り組みは、ソフトウェアの開発やその費用の調達にとどまらず、ソフトウェアを使ったセカンドオピニオンを普及させていくための人材と費用が必要になります。そのために「メディカルデザイナーズ株式会社」を起業しました。

私にとってすべてが未知の世界であり、挑戦でした。

◎医療系ＡＩ／ＩＴスタートアップ企業
――「情報でがんを治す！」会社、社是は「ぶれない優しさ」

私は、主治医としてではなく、セカンドオピニオンの医師としての方が多くの患者さんに貢献できると考えて、セカンドオピニオン専門のクリニックを開業しました。しかし、１人の医師だけで貢献できる患者さんの数には限界があります。より多くの患者さんに貢献するにはどうしたらいいのかを考え続け、前述のようにソフトウェアを開発し普及させるための会社を作ることにしました。

「情報でがんを治す！」会社で、社是は「ぶれない優しさ」です。

しかし、ビジネスの世界は医療の世界のようにやさしさだけでは生きていけないようで、右も左もわからないままの起業で大きな失敗もしました。

しかし、この失敗から改めて経営やＡＩについて学び直しをし、ソフトウェアの概要の明確なイメージを持ち、セカンドオピニオンで多くの患者さんが治る世界が見える段階にまでくることができました。

失敗から復活できたのは、10年来の親しい友人たちが集まってきてくれたことや、厚労省の医療系ベンチャー・トータルサポート事業**MEDISO（メディソ）**との出会いが大きかったと思います。ＭＥＤＩＳＯの方々、そしてＭＥＤＩＳＯのアドバイザーのご厚意で医療系スタートアップ（革新的なビジネスモデルによって社会に変革をもたらす企業）のコミュニティに入れていただき、そのコミュニティで出会った先輩方の温かいご支援のお陰で再度挑戦することができました。

また、東京都の創薬・医療系ベンチャー育成支援プログラムの**Blockbuster Tokyo（ブロ**

ツクバスター東京　BBT）も採択していただきました。BBTを通して事業会社や投資会社の方々とお話しする機会を得て、このソフトウェアに多くの患者さんを治すポテンシャルがあることや、ビジネスとして軌道に乗せることで多くの患者さんに貢献できることがわかりました。

こうして、MEDISOやBBTを通じて知り合った医療系スタートアップ企業の多くはAI／IT技術で医療の課題を解決していく企業です。医師がCEO（最高責任者）となっている企業は、現場の課題や患者さんの痛みを解決することを目的としていることがほとんどです。例えば、自治医科大学初スタートアップのDeep Eye Vision（ディープ・アイ・ヴィジョン）は眼科医である高橋秀徳（たかはしひでのり）先生がCEOとなり、眼底検査にAIを導入して眼科健診を支援し、眼科医の見落とし防止や疾病（しっぺい）の早期発見に貢献しています。眼底検査での見落としは、失明という取り返しのつかない事態につながります。

私が若かりし頃に、内科健診のアルバイト先で突然眼底検査も見てほしいと言われて非常にとまどったことがありました。国家試験レベルの知識で眼底検査の所見を書くことはかなり難しいことです。よく覚えていませんが、正常の眼底所見を思い出しながらすごく時間をかけて確認をしながら所見を書いたと思います。1つだけよく覚えているのは、間違いがないかドキドキしつつ冷や汗をかいていたなということです。

この技術は、患者さんだけでなくミスが許されない眼科医にとっても負担の軽減につながる素晴らしいものです。

医師ではなくＡＩ／ＩＴ技術を医療分野に生かそうというスタートアップ企業もあります。「biomy（バイオミー）」のＣＥＯ小西哲平さんは、大阪大学で情報工学を学びＮＴＴドコモの研究所を経て起業したＡＩ／ＩＴ技術者です。小西さんは秋田大学医学部大学院在籍中でもあり間もなく医学博士も取得予定の勉強家であり、biomyも２０２３年、２０２４年と2年連続でＡＳＣＯ（毎年シカゴで開催される学術集会）に演題を出すなど実力のあるスタートアップ企業です。

医療系スタートアップコミュニティでのニューフェイスである小西さんを、医療系展示会のbiomyのブースに訪ねていきました。

そこに展示されていたポスターを見て、「こんなことまでできちゃうの?」「これほしい!」と思いました。どの病院にでもあるＨＥ染色スライドをもとに、バーチャル免疫染色が可能で、がん患者さんをより精緻に層別化できるＡＩ／ＩＴ技術でした。

その1週間後、再び小西さんとお会いしました。ますますＡＩ技術やbiomyさんのポテンシャルに引き込まれました。つい熱が入って2時間以上の時間が流れていました。ＡＩ技術により、医療情報は1次元から2次元、3次元の高次元情報になると確信しました。ゲノム情報のような1次元情報から、オルガノイド（３Ｄ細胞培養）解析や空間トランスクリプトーム解析のようなより高次元の３次元情報、細胞を１つ１つ認識するシングルセル解析など、情報はＡＩ／ＩＴ技術の進歩とともに指数関数的に高度化していくと思います。そして、私が開発中のソフトウェアもこれらの情報を反映させ、より精緻な情報提供ができるようになっていくと思います。

この医療系スタートアップのコミュニティのＣＥＯの方々に共通するものがあります。純粋に社会課題に取り組もうとしていることです。30代、40代の若い彼らに我欲というものを一切感じません。そういう彼らを、その上の世代のビジネスパーソンが支援しています。

このコミュニティにいて感じること、それは「日本の将来もまだまだ明るい」ということです。若き彼らの活躍が骨太の日本を創(つく)ってくれると確信しています。

同様に、日本の医療の世界も明るい将来が待ち受けていると確信しています。

コラム⑭　ノーベル賞医師の共通点

ノーベル賞受賞者の、山中伸弥(やまなかしんや)先生には受賞後に会食という形で数回、本庶佑(ほんじょたすく)先生は受賞前の２０１５年8月1日にインタビューの形でお会いしお話をする機会がありました。

ノーベル賞を受賞されると確信さえ覚えている小林久隆先生とは10年来の友人であることは、光免疫療法のところ（194ページ参照）でお話ししました。

この3人の先生方には共通点があります。何だと思いますか？

「関西人」。そう答えた方も正解です。山中先生はご講演の冒頭に必ず面白いことをおっしゃるので、「先生のジョークのセンスはどこからきているのですか？」と聞いたことがあります。そしたら同席していた小林先生がすかさず、「大阪ではおもろくなければ人として認めてもらえない」とにこやかに返してきました。おもろいことを思いつくことが死活問題。日々おもろいことを考えるような柔軟な頭がノーベル賞級の発想の素だったのですね。

お話ししてわかったもう1つの共通点があります。そう、研究の発想とモチベーションの根幹に「患者さんのため」にということがあることです。

そして、山中先生と小林先生にはさらにもう1つの共通点がありました。それは、研究のきっかけとなった出来事が、お二人が若かりし頃に出会った「脊髄横断症候群(せきずい)」の患者さんだということです。

脊髄は神経の太い束(たば)です。そして神経は電線のようなもので、実際に神経の先の組織に電気信号を送ったり、逆に組織から電気信号を受け取ったりします。運動神経のお陰で筋肉を動かし体を動かすことができます。感覚神経のお陰で暑い寒い、触った感じ、痛いといった感覚が組織から電気信号で脳に伝えられその感覚を認識することができます。自律神経のお陰で排尿や排便、生殖ができます。

「脊髄横断症候群」は脊髄の機能が切れてしまった病態です。脊髄が1カ所でも切れると、感覚神経、運動神経、自律神経がすべて障害されるため、障害のある脊髄レベル以下（障害がある脊髄より下）の感覚がまったくなくなり、動かすこともできず、尿や便の失禁がみられます。

その脊髄が交通事故によって損傷し、神経の束が切れてしまった患者さんを山中先生は担当しました。何もしてあげられない整形外科医としての限界をそこで感じ、研究の道に進まれました。

小林先生の研究のきっかけは、2回目の放射線療法で脊髄横断症状を発症した患者さんです。その当時の画像技術ではやむを得なかったものの2回目の放射線がわずかに重なってしまい、電線としての神経機能を失っていました。小林先生は主治医ではありませんでしたが、カンファレンスで知ったその患者さんを見て衝撃を受け、放射線科医でありながら放射線療法より患者さんに優しい治療の開発を目指すことにしました。

アプローチは異なりますが、お二人とも若かりし頃のどうにもしてあげられなかった無力感を、患者さんを何とかしてあげたいというモチベーションに変えて、困難な研究生活に耐え、患者さんに希望を与える医療を開発されたのです。

現在、脊髄損傷に対するiPS細胞を使った治療の治験が開始されています。

iPS細胞はがん治療にも応用されています。がんを排除する免疫細胞の1つにナチュラルキラー細胞（NK細胞）という細胞があります。健康な人からiPS細胞を作り、そのiPS細胞から大量のNK細胞を作ります。NK細胞を大量に増やして患者さんに投与するという治療法です。現在私の母校の千葉大学で、私の同級生で理化学研究所の古関明彦先生が中心となって実施されています。山中先生とは同世代なので意外なところでつながりがあります。以前山中先生と友人のお寺（妙心寺退蔵院）を散歩しながらお話しした時に、古関先生に研究を習いに千葉大学まで行ったとおっしゃっていたのを思い出しました。

人とのつながりが広がっていくように、iPS細胞の臨床応用も脊髄損傷からがんの治療、そして、がん治療を支える血小板の大量生産など多岐にわたっています。

山中先生のノーベル賞受賞理由は「細胞の初期化」です。さまざまな性質をもった「分化」した細胞から、受精したての卵のようにどんな性質の細胞にもなれる「未分化」の細胞に逆戻りする仕組みを明らかにしたものです。

山中先生が受賞したのは、医学・生理学賞のうちの生理学賞ですが、今後ｉＰＳ細胞は医療応用が進み、多くの難治性の患者さんを治していくことでしょう。そして、多くの患者さんを治し、医学賞に値する貢献と認められることになるでしょう。

がん治療には直接は結びつきませんが、ｉＰＳ細胞から「人工血小板」を作り出す臨床研究も進んでいます。研修医時代に担当した、血小板抗体ができてしまい、輸血したそばから血小板が血小板抗体に破壊され治療に難渋した白血病患者さんを思い出しました。患者さん自身の細胞から作製した血小板であれば自身の免疫細胞に破壊されずに輸血の効果が得られるので、従来の血小板輸血では治療が困難だった患者さんの治療にもつながることが期待されています。

本庶佑先生にお会いしたのはとても暑い日でした。あまりの暑さに観光など一切せずに東京に帰りました。京都にいた時間はほんのわずかなものですが、それでも東京から往復した甲斐は十二分にありました。

本庶先生のお名前は私が大学院時代からよく聞いていました。私の大学院時代の恩師である橘正道（たちばなまさみち）先生は、東京大学医学部を卒業後京都大学の生化学教室に研究の場を移し、本庶先生には兄弟子にあたる方でした。そんなお話から始まり、研究のお話、免疫チェックポイント阻害剤を世の中に出した時の苦労話などを伺いました。

しかし客観的にみると「苦労話」というレベルのものではありません。研究者がご自身の研究の成果を世の中に出そうとしても、そこには大きな壁があります。研究室の成果を製品にして販売するという一連のことが必要です。医療の場合はその安全性と効果を明らかにしてそのエビデンス（証拠）を作ることを求められます。エビデンスを作るのには巨額の資金を投じる必要があります。当然そのようなことは1人では到底できず、製薬企業の助けが必要です。本庶先生は小野薬品を通じて、日本の主だった製薬企業に免疫チェックポイント阻害薬であるPD－1に対する抗体の作成の提案をしました。

研究だけに没頭されてきた本庶先生が、数々の困難が予想される未知の世界に覚悟を決めて踏み出された第一歩でした。

しかし、第一歩はすぐにストップしてしまいました。日本の製薬企業にはこの研究の素晴らしさがわからなかったようです。日本はオリジナルの研究より追試が多いと言われることがありますが、全く新しい発想のがんの治療薬の開発を引き受ける企業はありませんでした。しびれを切らした本庶先生は開発の場をアメリカに移し、ご友人の経営するメダレックス社で開発をする選択をされました。

その後、本庶先生のご苦労と努力の甲斐あってPD－1抗体は分子標的治療薬のニボルマブ（オプジーボ）という製品となり、メダレックス社を買収したブリストル・マイヤーズ スクイブ社によって広く世界中の患者さんに届けられました。そして、ニボルマブは多くの難治性がん患者さんを救命し、がんの新しい治療法が確立されました。

こうして本庶先生は、もともと人が備え持つ外敵と闘う免疫の仕組みを利用する新しいがん治療法を確立し、多くのがん患者さんの救命に貢献した功績でノーベル生理学・医学賞を受賞しました。

インタビューの最後に本庶先生に質問をしました。

「先生は、研究者としてだけでも超一流ですのに、なぜこんなに大変な思いをして治療薬を作ろうとされたのですか？」

少しだけ考えて、本庶先生はおっしゃいました。

山中先生、小林先生との共通点が、本庶先生のこの言葉の中にありました。

「僕もお医者さんだからね」

おわりに　内科のブラックジャックを目指せ！　志を支えた恩師たちの教え

人生は、出会いで構成されていると思っています。私というアイデンティティは出会ったさまざまな人たちに影響を受けてできあがっていると感じます。

人生を振り返ってみると愛情深い家族との出会いから始まり、信頼し心を通わせることができる友人や同僚たち、1人1人の患者さんのために一緒に知恵をしぼり、真の意味でのチーム医療をしてきた看護師さん、コメディカル（医師以外の医療従事者）の方々、そして、基盤となる考え方を授けてくださった恩師の先生方。私がいただいた出会い、ご縁はとても恵まれていました。その出会いのおかげで私は治せる医師を目指し、今もそれを目指し続けることができるのだと思います。

私の医師としての人生は、小学校6年生の道徳の授業から始まりました。名古屋市立星が丘小学校の新しくできたぴかぴかの教室で担任の永田光吉先生が見せてくださったのは、日本で初めて女性医師となった荻野吟子先生のドラマでした。医師であっても女性だからと診療を拒否する男性患者さん。しかし、吟子先生の努力が少しずつ患者さんに伝わり患者さんが心を開き、信頼関係を築き、協力者になっていくという内容でした。「かっこいい！　私もこんなかっこいい女医さんになりたい！」と思いました。

名古屋市立神丘中学校の2年生になり、数学の鵜飼先生に出会い、楽しく学ぶことで成績もあがり、お医者さんになるのも夢ではなくなりました。そして、千種高校2年で出会ったのが手塚治虫先生の代表作で、難病の患者さんを治せる高度なスキルを持った外科医＝ブラックジャック。私の夢は、かっこいい女医さんではなく、「ブラックジャックのように、病気で苦しむ患者さんを治せる外科医になりたい！」になりました。しかし、千葉大学3年の解剖実習で、同級生のあまりにも素晴らしいメスさばきに、これはかなわないと外科医はあきらめ、内科医となりました。

もちろん「治らない病気を治したい」という気持ちは冷めることなく、さまざまなことに挑戦してきました。千葉大大学院では深く病気を理解し解決するために、基礎医学を学び基礎研究をしました。より多くの患者さんを治すにはどうしたらいいのかと考えた結果、慶応義塾大学大学院で経営学や医療政策を学び、医療の普及プロセスについての研究をしました。また、内科医でありながら放射線治療の世界に飛び込み、先進医療である重粒子線治療を実施したり、とさまざまなことをしてきました。

そして、これらの1つ1つが、点と点がつながって線になり、面になり、「**セカンドオピニオン（情報提供・コンサルテーション）**」という医療に集約されてきました。

「ブラックジャックのようなお医者さんになりたい！」と思ってから長い年月が経ち、幾多の経験を積みながら、いつしか、**内科医のブラックジャック**を目指すようになりました。

恩師は、中学2年生の時の数学教師鵜飼先生、千葉大学大学院時代の生化学教室教授の橘（たちばな）正道（まさみち）先生、慶応大学大学院時代の経営管理研究科の田中滋（たなかしげる）先生です。

鵜飼先生には**柔軟な発想**を、橘先生には**科学的なものの考え方**を学び、田中先生には医療政策の在り方と公共的なものの考え方を通じて**大所高所から物事を見る視点**を教えていただきました。

鵜飼先生は私の数学の先生であるとともに、「水平思考クラブ」という先生オリジナルのクラブの顧問でもありました。水平思考クラブはクイズのクラブです。クイズといっても知識型のものではなく、パズルやとんちクイズです。各自が問題を作り、部員同士で解きあうというクリエイティブなもので、先入観にとらわれず柔軟に考えることが求められました。私は解くことよりもクイズを作ることの方が面白くて、秀逸なクイズを作る先輩を「頭いいな〜」と尊敬したものです。

おかげで今でも良いアイディアにこの水平思考が導いてくれます。

私の最も得意としている「集学的治療」は、根治を狙ってさまざまな治療を組み合わせ、組み立て、タイミングよく投下していく治療です。これまで20種類以上のがん種の患者さんに本書で紹介した治療を実施し、体感したことで知識や記憶（経験）が蓄積しています。それが頭の中で瞬時に結び付いて、組み合わせや組み立ての完成型が見えてきます。

こうして、子供の頃に鵜飼先生に出会い、水平思考に出会ったことが私の思考の基礎を作ってくれて、集学的治療に役立っているのだと思います。

鵜飼先生には本当に感謝です。

千葉大学生化学教室の橘正道先生は、教科書に載るような核酸にかかわる重要な酵素を発見し、千葉大教授に37歳の若さで就任された核酸研究の第一人者で、スーパースター級の研究者です。ノーベル賞受賞者本庶佑先生の京都大学医学部性科学教室での兄弟子にあたる先生で、本庶先生にお会いした時には「橘先生を尊敬している」とおっしゃっていました。超一流の研究者である橘先生に師事できたことはとても幸運なことだったと思います。

橘先生はとても厳しく、科学的なものの考え方と自然科学のものの考え方を教えていただき、それが私の考え方の基盤になっています。

橘先生からの第一の教えは「**拡大解釈をしない**」です。

研究は大きな仮説を立てて、それを証明するための作業仮説を立てて、それが正しいのかを実験で確かめていきます。正しいのか正しくないのかを切り分けていくのが実験です。そうして絞り込んでいき、結果が得られます。論文では「実験で得られたデータから得られた結果だけ」を新しい知見として発表します。

橘先生の戒め（いまし）のようなひとことは、「実験のデータから得られること以上のことを結果として出してはいけない。少しでも逸脱して結果として出したら、論文は即座にreject（拒否）される（論文を掲載してもらえない）」でした。

もう1つ、橘先生から伺ったなかで記憶に残るものが仏像作りのお話です。

普通に考えたら、仏像作りは仏像を頭にイメージしながら彫りすすめるものですよね。しかし橘先生は、「仏像彫りは、木の中に埋もれている仏像を掘り出すイメージで彫る」とおっしゃいます。

後から調べると、このシーンは夏目漱石の幻想小説『夢十夜』の「第六夜」の中で出てきます。

仏師の運慶（うんけい）が護国寺の山門で仁王像を刻（きざ）んでいるという評判を聞きつけた主人公が、散歩がてらに見学に行くという場面が描かれています。

「よくああ無造作に鑿を使って、思うような眉や鼻ができるものだな」と自分はあんまり感心したから独言のように言った。するとさっきの若い男が「なに、あれは眉や鼻を鑿で作るんじゃない。あの通りの眉や鼻が木の中に埋まっているのを、鑿と槌の力で掘り出すまでだ。まるで土の中から石を掘り出すようなものだからけっして間違うはずはない」と云った。

橘先生からいただいた教えは、私の解釈も入っていますが、

ものごとの核心はすでに自然の中にある。

自然科学はすでにあるものの中から真理を見つけ出し、見出すもの。

人がつくった科学はたんにそれを掘り出しているだけに過ぎない。

人知の及ばない大きな力が作った「自然」に対する畏敬の念をもって科学せよ。


ということなのかなと思います。

私がやっているがん治療もがんを治すのではなく、患者さんが持っている治る力や、さまざまな治療の治せる力を引き出すにすぎないのだと思います。

そして、がん治療の核心もここにあるような気がします。

慶応義塾大学大学院経営管理研究科、通称慶応ビジネススクールの田中滋先生は「介護保険の生みの親」で、厚労省の官僚たちが頼りにし尊敬する医療政策の、まさに第一人者です。現在は元厚労省事務次官江利川毅氏の後任として、埼玉県立大学の理事長をされています。

皆さんは、介護保険はご自身が介護を受けるようになった時の保険だと思っていると思います。でも、本当は介護される側の保険だけではなく、介護する側の人のための保険でもあるのです。

介護保険ができるまで、「介護は嫁の仕事」とされてきました。そのため社会に貢献できるはずの多くの女性たちが労働力として介護を任されてしまう時代が長く続いたのです。どの人もそれぞれポテンシャルを十二分に発揮して社会に貢献し、生き生きと生きるべきというお気持ちが田中先生の考えの根底にありました。

田中先生は、影も形もないところから介護保険を作り、お嫁さんに象徴される家族内介護者を介護から開放する道筋を作られた、本当に大きな先生です。

そういう田中先生から医療政策の立て方や医療の在り方など、大所高所から物事を見ることを教えていただきました。

私たち医師は、目の前の患者さんの利益を考えがちです。

以前、東京共済病院化学療法室では、資生堂とタイアップしてがん患者さんに対するお化粧の効果を調べる臨床試験を実施したことがありました。気の重い抗がん剤治療も、資生堂のプロの美容部員がお化粧をしてくれるということで、来院するのが楽しみだというほどになりました。そして資生堂との前向き共同研究で「お化粧には患者さんたちを元気にする力があること」が証明されました。

それでは、「お化粧を保険適用にしてください」と提案することはどうでしょうか？　主治医としては患者さんを元気にするものなのだからぜひ保険にという気持ちになります。しかし、保険適用という点では却下です。なぜならば、保険でカバーされる費用、つまり医療費の70％は医療保険（公的保険の掛け金）あるいは税金から出ているからです。

田中先生の言葉をお借りすると、「強制的に広く国民から徴取されたお金」を、保険として「個人に分配する」必然性や価値があるのか？　という観点でみると却下ということです。

田中先生の大所高所からの次元での視点は、目から鱗でした。そして私が今後進めていく予定である、ＡＩを活用したソフトウェアのコンセプトの基盤になりました。治療を「患者さんに提供される価値」という視点だけでなく「医療資源」ととらえる視点です。

セカンドオピニオンなどの情報提供を通じて患者さんごとにカスタマイズされた治療を提供することは、「**医療資源の最適配分**」の視点でも大きな意味を持ちます。医療費の削減効果、ひいてはＥＳＧ（企業が長期的に成長するために必要な３つの観点。「環境」「社会」「企業統治」）

につながる概念に昇華することができるのではないかと思っています。

また、患者さんが「治る」ことは、単に医療費が削減されるというマイナスからゼロにするという経済価値だけではなく、元気になって仕事をし家庭を支（ささ）えるというプラスの大きな社会意義があります。

・内科医になっても抱き続けてきたブラックジャックへの憧（あこが）れ。

・病気になる前にはあったはずの「何気ない平穏な日常、幸せ」。それを取り戻してほしいという患者さんへの想い。

この2つが原動力となって私の挑戦は続きます。

〈謝辞〉

これまでさまざまな方々に出逢い、「内科のブラックジャック」を目指せる今があります。前述の鵜飼先生や橘正道先生、田中滋先生といった恩師。そして、これから紹介する恩人といえる方々との出会いです。

臨床医としてのキャリアを支えてくださったのは、千葉大学呼吸器内科で23年の長きにわたり教授を務められた栗山喬之先生、そして奥様の純子さんでした。

女性医師が妊娠・出産でお休みをすると、第一線の医師としてキャリアを続けることが難しかった時代に、栗山先生ご夫妻のお陰で、医師として最前線での仕事、私が希望する高度医療を続けることができました。栗山先生は、私のキャリアの恩人でもあり、リーダーとはどういうものかを自ら示し、教えてくださった恩師でもあります。

最初に内科医として赴任したＪＣＨＯ船橋中央病院の内科部長で副院長もされていた大野孝則先生は、部下である私の責任をすべて引き受けながら、自由に集学的治療をさせてくださいました。また、それまで難解で避けていた哲学をわかりやすく教えていただきました。研修初期に恵まれた最高の上司である大野先生も、集学的治療を中心とする私のキャリアの恩人です。

膵臓がんの佐々木さんをはじめ、本書で紹介した患者さん、今回は紹介できなかった患者さんも皆さん恩人です。誰一人欠けていても、「治らないがんを治す」がん治療をすることは到底できなかったと思います。

さまざまな困難を支えてくれた家族、友人たち、そしてこうして出版の機会をくださった東京新聞出版部の岩岡千景部長、編集を手掛けてくださった丸山出版の丸山弘順さん。

皆様に心から感謝させていただきます。

◆岡田直美プロフィール

日本初のがんのセカンドオピニオン専門クリニック「ナオミクリニック」院長。

腫瘍内科医　日本内科学会総合内科専門医。

医学博士（M.D.　Ph.D.）経営学修士（MBA）。


〈学歴　経歴〉

千葉大学医学部卒。千葉大学医学部大学院医学研究科修了（呼吸器内科・生化学）。慶応義塾大学大学院経営管理研究科修士課程修了。

東京都立府中病院（現多摩総合医療センター）呼吸器内科・医員、東京共済病院腫瘍内科（化学療法科兼務）部長、放射線医学総合研究所病院（現QST病院　旧放射線医学総合研究所病院）医長などを歴任。他に、QST病院客員研究員・キャンサーボードメンバー、岐阜大学抗酸化研究部門特任助教。

2018年、「ナオミクリニック」を開設。これまで500人以上の患者のセカンドオピニオンを実施。多くの難治がん患者の命を救っている。

2023年、MEJ（メディカル エクセレンス ジャパン）フォーラム正会員（59番目の医療機関）。

(MEJ：産学官協力の下医療ツーリズムを通じて国際医療協力を推進する組織)

著書に『このまま死んでる場合じゃない！　がん生存率０％から「治ったわけ」「治せるわけ」』（講談社　2016年）。

YouTube「がん治療チャンネル」を発信。

https://www.youtube.com/@NaomiClinic1

「治らない」と言われても　あきらめないがん治療

2024年6月30日　第1刷発行

著　者　岡田直美

発行者　岩岡千景
発行所　東京新聞
〒一〇〇－八五〇五　東京都千代田区内幸町
二－一－四　中日新聞東京本社
電話[編集]〇三－六九一〇－二五二一
[営業]〇三－六九一〇－二五二七
FAX〇三－三五九五－四八三一
装　丁　清水佳子
編　集　丸山弘順
印刷・製本　近代美術株式会社

ISBN978-4-8083-1099-8　C0047